Devi Raman
Varalakshmi V.
Sree Sivasakthi A.

NANO GEL MODERNO

Devi Raman
Varalakshmi V.
Sree Sivasakthi A.

NANO GEL MODERNO

Nano gel

ScienciaScripts

Cover image: www.ingimage.com

This book is a translation from the original published under ISBN 978-3-659-28082-5.

Publisher:
Sciencia Scripts
is a trademark of
Dodo Books Indian Ocean Ltd. and OmniScriptum S.R.L publishing group

120 High Road, East Finchley, London, N2 9ED, United Kingdom
Str. Armeneasca 28/1, office 1, Chisinau MD-2012, Republic of Moldova, Europe
Managing Directors: Ieva Konstantinova, Victoria Ursu
info@omniscriptum.com

Printed at: see last page
ISBN: 978-620-8-39648-0

NANOGEL MODERNO À BASE DE PLANTAS

R. Devi

V. Varalakshmi

A. Sree Sivasakthi

NANOGEL DE ERVAS MODERNO

R. Devi

V. Varalakshmi

A. Sree Sivasakthi

ÍNDICE:

1. INTRODUÇÃO:

Nos últimos anos, os nanogéis têm surgido como veículos adequados para a administração e libertação de medicamentos aos doentes, constituindo uma das muitas dimensões da nanomedicina - a junção da nanotecnologia, da medicina e dos produtos farmacêuticos. Os nanogéis são redes de polímeros reticulados com dimensões nanométricas e capazes de absorver enormes quantidades de água [1]. Os nanogéis são hidrogéis com um tamanho igual ou inferior a nanómetros. Um hidrogel é um gel à base de polímeros que liga cadeias de polímeros para formar uma rede macromolecular. Os hidrogéis podem ser fabricados de várias formas [2]. No entanto, todos requerem a criação de monómeros poliméricos, que devem depois ser polimerizados com moléculas de reticulantes funcionais para formar uma estrutura polimérica "semelhante a uma rede" [2]. Os produtos farmacêuticos podem ser carregados nos poros e depois libertados através dos poros. Os nanogéis, por outro lado, são essencialmente hidrogéis, mas numa escala de 20-200 nm. A polimerização em emulsão é utilizada para produzir a grande maioria dos nanogéis. Os doentes podem receber nanogéis por via oral, pulmonar, nasal, parentérica ou intraocular. Os medicamentos são libertados dos nanogéis de várias formas, mas o mecanismo que inclui a ativação por estimulação externa altera as propriedades internas. Devido a esta alteração física, que faz com que a rede de polímeros inche ou comprima, o medicamento é libertado na área pretendida [3,4].

Dependendo do mecanismo de libertação utilizado, esta estimulação pode provir do ambiente imediato do corpo ou de uma fonte de estímulo externa. Um determinado pH e uma mudança de temperatura num volume específico são os componentes internos-externos mais comuns que produzem uma mudança física (também conhecida como temperatura de transição de fase do volume). Por outro lado, a luz é o estímulo externo mais comum porque inicia processos fotoquímicos e de foto-isomerização, permitindo a libertação do fármaco ou do próprio veículo do fármaco [3,4].

Os nanomedicamentos têm mostrado resultados promissores na melhoria da biodisponibilidade de uma variedade de compostos bioactivos químicos e à base de plantas [5]. Os nanogéis, considerados um produto nanomedicinal, oferecem uma estabilidade excecional, capacidade de carga do fármaco, consistência biológica, forte capacidade de penetração e capacidade de resposta a estímulos ambientais. Os nanogéis têm sido considerados proeminentes numa variedade de sectores, incluindo a administração de genes, a administração de medicamentos quimioterapêuticos, o diagnóstico, a orientação de órgãos e os medicamentos à base de plantas [4]. Nos últimos anos, os nanogéis têm sido utilizados na biotecnologia, sobretudo no domínio da genética, da síntese de proteínas e da imobilização de enzimas. Servem como um trunfo para sistemas de tratamento revolucionários na medicina [6]. Além disso, um tipo de nanogel (anfifílico) é também utilizado devido à sua elevada capacidade de carregamento de fármacos obtida por agregação e sedimentação [7]. Os principais objectivos dos nanogéis de nova geração consistem em proporcionar uma administração mais segura e eficaz de fármacos e acredita-se mesmo que possam apresentar respostas eficazes na engenharia de tecidos [8].

2. NANOCARREADORES COMO MECANISMO DE ADMINISTRAÇÃO DE FÁRMACOS:

Um nanocarreador é um tipo de nanomaterial que é utilizado para transportar outro produto químico, como um medicamento. Arquétipos como as micelas, os sistemas poliméricos, os materiais à base de carbono e os lipossomas são frequentemente utilizados como nanocarreadores [9]. Os nanocarreadores estão atualmente a ser investigados para aplicação na administração de medicamentos, e as suas propriedades particulares sugerem que poderão ser úteis na quimioterapia [10,11]. Os nanomateriais podem entrar no corpo por uma variedade de vias, incluindo o sistema respiratório, a pele, o trato digestivo e a injeção de medicamentos, antes de serem transportados para os órgãos e podem exercer efeitos biológicos graves, como respostas inflamatórias, stress oxidativo e danos no ADN. Uma vez que as NPs possuem a capacidade de carregar e distribuir um espetro surpreendente de fármacos a quase todos os órgãos do corpo, proporcionando efeitos terapêuticos direcionados, regulados e prolongados, tornaram-se um tema importante dos estudos sobre a distribuição de fármacos [12], como se mostra no Quadro 1. São apresentados exemplos de nanogéis para aplicações de administração de medicamentos, incluindo agentes hidrofóbicos e hidrofílicos e até oligodeoxinucleótidos [13].

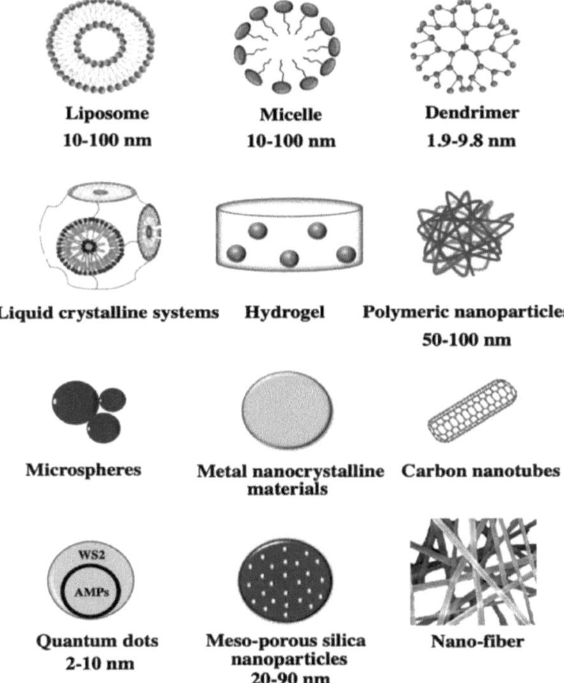

Fig.2.1. TIPOS DE NANOCARREADORES

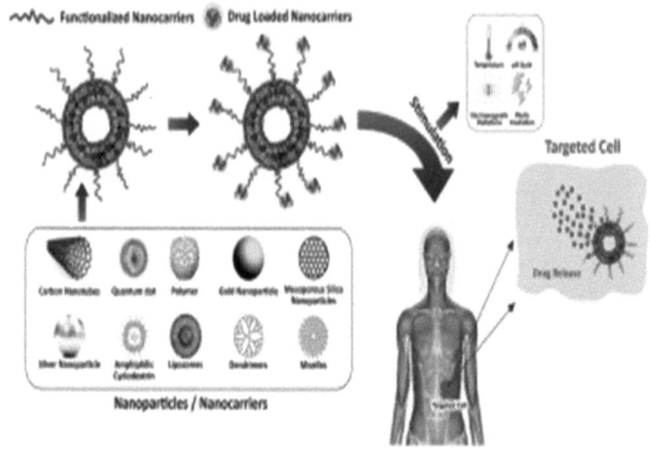

Figura 2.2. NANOCARREADORES PARA ADMINISTRAÇÃO DE MEDICAMENTOS

Quadro 2.1 Libertação de fármacos incorporados em nanogéis. [14,15,16]

S.NO.	Medicamentos	Objetivo	Comentários
1.	Pilocarpina	Melhora a estabilidade e a biodisponibilidade	Libertação prolongada e sustentada de pilocarpina
2.	Fluconazol	Melhorar a biodisponibilidade da córnea	Os Flu-CNGs preparados apresentaram uma libertação controlada
3.	Maleato de timolol	Como as lentes de contacto com	Libertação controlada e

		lisozima desencadearam a libertação do fármaco	sustentada do fármaco

3. ABORDAGEM NANOTECNOLÓGICA:

À escala nanométrica, a nanotecnologia oferece uma perspetiva única para analisar e controlar numerosos processos biológicos e medicinais. A medicina e a biologia mudarão para sempre devido a esta tecnologia. Os nanomedicamentos têm a vantagem de direcionar com precisão a terapia para as células-alvo, deixando as células saudáveis ilesas. A influência do desenvolvimento de um sistema de administração de medicamentos baseado na nanotecnologia na precisão e eficácia é significativa; consequentemente, a criação de um nanofármaco com uma taxa de administração precisa [17].

3.1. Caraterísticas do Nanogel:

3.1.1. Orientação para a entrega:

Os transportadores de nanogéis são frequentemente administrados em locais específicos ligando-se à sua superfície devido à sua dependência e concentrando-se em variáveis da sua capacidade de resposta a factores locais, ou por outras técnicas "passivas" que envolvem a retenção no interior dos espaços fisiológicos.

3.1.2. Baixo nível de toxicidade:

Os nanogéis devem ser biológicos e não tóxicos, bem como perecíveis, com produtos de degradação não tóxicos que possam ser rapidamente eliminados do organismo.

3.1.3. Administração controlada e sustentada de medicamentos:

A administração do fármaco deve ocorrer no local-alvo, assegurando que cada tratamento é administrado de forma eficiente e com menos efeitos secundários. Para atingir os objectivos terapêuticos, a carga do fármaco deve ser elevada [18].

3.1.4. Elevada estabilidade do encapsulamento:

As moléculas de fármacos incorporadas em nanogéis não devem ser transportadas para fora ou vazar prematuramente, ao mesmo tempo que proporcionam o benefício terapêutico mais significativo com o mínimo de toxicidade ou efeitos secundários [19].

3.1.5. Controlo da dimensão:

São frequentemente utilizadas estratégias físico-químicas para ajustar a dimensão e as caraterísticas da superfície do nanogel, a fim de minimizar a depuração das células somáticas e alterar a orientação ativa ou passiva das células. Os nanogéis devem ser suficientemente pequenos para poderem atravessar os capilares e os tecidos através de vias paracelulares ou transcelulares.

3.2. Nanogéis e seus descendentes:

Os nanogéis podem ser definidos como nanosistemas não iónicos e iónicos constituídos por polímeros reticulados física ou quimicamente, hidrofílicos, hidrofóbicos ou anfifílicos. Os materiais formadores de nanogéis podem também ser constituídos por polissacáridos e proteínas, que são selecionados com base na sua resposta biodegradável e menos imunogénica. Estes materiais são especialmente bem sucedidos no aumento da carga do fármaco na região visada e no controlo da propensão de todos os outros nanocarreadores para libertarem o bioativo carregado.

Os NG com um diâmetro que varia entre 1 e 1000 nm integram as propriedades dos hidrogéis e dos nanomateriais [20]. Um novo transportador de fármacos deve ter duas caraterísticas principais: deve transportar o fármaco à velocidade desejada e deve entregar com êxito o medicamento no local-alvo [21]. Consequentemente, os nanogéis possuem várias propriedades sofisticadas que podem ajudar no desenvolvimento de novos sistemas de administração. Um nanogel é definido como "um sistema semi-sólido que consiste numa dispersão constituída por pequenas partículas inorgânicas ou grandes partículas orgânicas contidas e interpenetradas por um líquido" pela Farmacopeia dos Estados Unidos [22]. Os nanogéis têm qualidades importantes, incluindo uma melhor penetração do medicamento através da membrana fisiológica e uma libertação prolongada do medicamento. Para aplicações tópicas, os nanogéis são mais estáveis como transportadores controlados de medicamentos do que os agentes tradicionais de administração transdérmica (óleos, cremes e loções) [23]. O principal objetivo dos produtos fitofarmacêuticos é fornecer o medicamento ativo à base de plantas sem administrações repetidas e com uma libertação controlada adequada [24].

Os nanogéis são utilizados para a ação local e sistémica de fármacos devido à sua capacidade natural de inchar devido a alterações químicas, permitindo que o fármaco seja libertado na forma de dosagem desejada [13]. Os nanogéis podem ser utilizados para a produção de adesivos dérmicos, biossensores e administração de fármacos iónicos. A nanotecnologia visa aumentar a biodisponibilidade de medicamentos à base de plantas pouco solúveis em água, modulando a sua libertação [25]. Estas nanoestruturas podem ser distinguidas com base na composição dos seus lípidos e polímeros [26]. A libertação de fármacos a partir de nanogéis à base de hidratos de carbono pode também ser melhorada utilizando a funcionalização de lectinas [27].

A quitosana, o alginato, o álcool polivinílico e os carbómeros são alguns dos polímeros mais utilizados na preparação de nanogéis [28]. O carbómero/Carbopol é um polímero sintético que forma um gel quando o seu pH ácido é neutralizado. O carbómero é inicialmente muito enrolado, mas depois de se dissolver num solvente líquido, desenrola-se parcialmente. Quando o pH é ajustado para 7,0 utilizando hidróxido de sódio/KOH, a produção de sal provoca o desenrolar completo e o espessamento para criar um nanogel. Para transferir macromoléculas como genes, péptidos, proteínas, antigénios e oligonucleótidos, são amplamente utilizadas nanopartículas compostas por hidrogel de quitosano.

Os fármacos também podem ser libertados destes nanogéis quando são estimulados. Só quando são adicionados iões de cálcio com afinidade para o grupo carboxílico ou quando o pH do meio é reduzido de 7,4 para 5,5 é que os hidrogéis reticulados de PAA e PEG libertam proteínas de carga oposta [29]. Recentemente, foi relatado que um nano gel de camada tripla (TLN) encapsulando vancomicina degradou e libertou o antibiótico na presença da enzima lipase. O nanogel é constituído por um invólucro de PEG, um éster ligado ao grupo fosfato do fármaco, uma policaprolactona sensível à lipase reticulada com as partículas e as camadas. O antibiótico é preservado no núcleo num ambiente típico porque a PCL (policaprolactona) está intacta. A camada de PCL dissolve-se na lipase do microbioma celular, libertando o antibiótico na célula.

3.3. Síntese do nanogel :

Os métodos de criação de nanogéis podem ser classificados em função do tamanho, do método de polimerização e da escala manométrica. Os procedimentos para a preparação de géis e o controlo das suas nanoestruturas são detalhados nesta secção [30].

3.3.1. Técnicas físicas:

A técnica da miniemulsão, a microfluídica e a nanoprecipitação inversa são algumas das técnicas físicas comuns utilizadas para produzir nanogéis (Figura 1). Durante o processo de nanoemulsão, é criada uma emulsão água-em-óleo, que contém partículas minúsculas de tensioactivos solúveis em óleo presentes numa fase orgânica contínua. Para a produção de gotículas na abordagem microfluídica, são utilizadas câmaras de vidro ou um tubo capilar construído com sílica semelhante a um polímero. O sistema final, denominado nanoprecipitação inversa, é a forma mais sistemática de produzir nanogéis aquosos e inclui a simples adição de uma solução polimérica aquosa a um não-solvente miscível [8]. Os géis 2022, 8, 97 4 de 24 de nanogéis à base de hidratos de carbono podem também ser melhorados utilizando a funcionalização com lectinas [27]. O quitosano, o alginato, o álcool polivinílico e os carbómeros são alguns dos polímeros mais utilizados na preparação de nanogéis [28]. O carbómero/Carbopol é um polímero sintético que forma um gel quando o seu pH ácido é neutralizado. O carbómero é inicialmente muito enrolado, mas depois de se dissolver num solvente líquido, desenrola-se parcialmente. Quando o pH é ajustado para 7,0 utilizando hidróxido de sódio/KOH, a produção de sal provoca o desenrolamento completo e o espessamento para criar um nanogel. Para transferir macromoléculas como genes, péptidos, proteínas, antigénios e oligonucleótidos, são amplamente utilizadas nanopartículas compostas por hidrogel de quitosano. Os fármacos também podem ser libertados destes nanogéis quando são estimulados. Só quando são adicionados iões de cálcio com afinidade para um grupo carboxílico ou quando o pH do meio é reduzido de 7,4 para 5,5 é que os hidrogéis reticulados de PAA e PEG libertam proteínas de carga oposta [29]. Foi recentemente referido que um nanogel de camada tripla (TLN) que encapsula vancomicina se degrada e liberta o antibiótico na presença de uma enzima lipase. O nanogel é constituído por um invólucro de PEG, um éster ligado ao grupo fosfato do fármaco, uma policaprolactona sensível à lipase reticulada com as partículas e as camadas. O antibiótico é preservado no núcleo num ambiente típico porque a PCL (policaprolactona) está intacta. A camada de PCL dissolve-se na lipase do microbioma celular, libertando o antibiótico na célula.

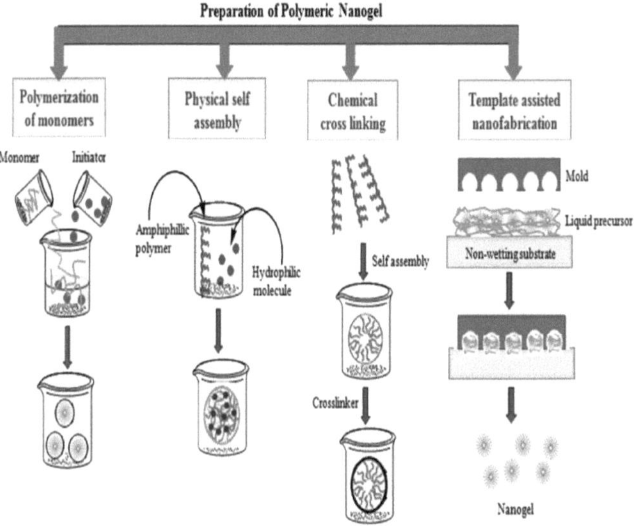

Figura 3.3.1. Representação esquemática de diferentes métodos de preparação de nanogéis.

3.3.1.1. Método de reticulação:

A ligação cruzada covalente é um dos melhores métodos de acoplamento para formar uma rede de gel utilizando monómeros com um grupo funcional reativo com peso molecular reduzido. Em condições in vitro, os nanogéis criados por ligação covalente através da reticulação dos seus grupos funcionais eram altamente estáveis e vantajosos no processo de libertação e aprisionamento de fármacos. Nesta reticulação, podem ser utilizadas reacções químicas como a polimerização por radicais livres, a reação de base de Schiff e outras fotorreacções [31]. Em contextos coloidais heterogéneos, tais como microemulsões emulsionadas, os nanogéis são preparados através da reticulação de polímeros pré-formados [32]. Esta abordagem permite facilmente a incorporação de medicamentos de moléculas pequenas e biomacromoléculas nos nanogéis. O valor do pH, a força iónica, a temperatura e a constante de ionização são variáveis que afectam a quantidade de polímero para atingir o tamanho pretendido. Uma das principais vantagens deste método é o facto de produzir nanopartículas em forma de disco ou elipsoide em vez de esféricas, evitando a fagocitose. A abordagem de emulsificação microfluídica é combinada com o processo de reticulação, que resulta numa dispersão homogénea de nanopartículas, graças a novos estudos e produtos fabricados. O tamanho das partículas é uma consideração essencial na administração de medicamentos, uma vez que a biodisponibilidade é diretamente proporcional ao tamanho das partículas, como explicado.

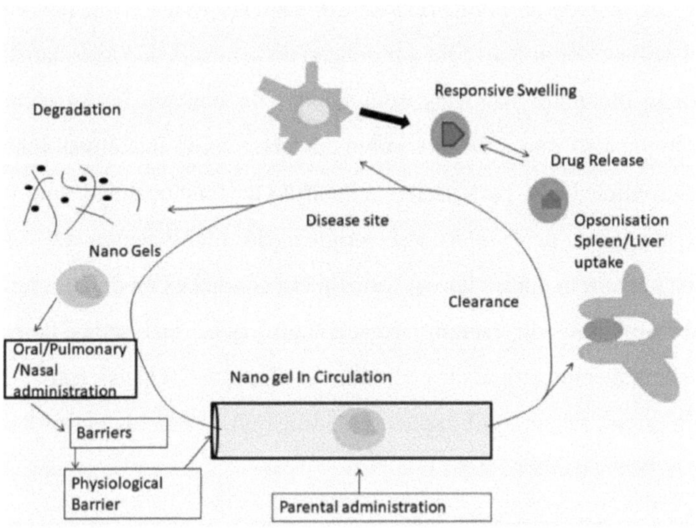

Figura 3.1.1.1. Mecanismo de ação do gel de reticulação covalente.

3.3.1.2. Ligação não covalente:

A ligação não covalente é utilizada para produzir nanogéis de reticulação física, tais como forças de van der Waal fracas, contactos hidrofílicos e hidrofóbicos, etc. Estas formas são menos estáveis e a sensibilidade do gel está fortemente relacionada com a temperatura da composição, o agente de reticulação e outros factores. Foi demonstrado que os nanogéis, que conduzem à produção de micelas, aumentam a solubilidade de medicamentos altamente lipofílicos até 30 000 vezes[33]. O óxido de polipropileno e o polihidroxibutirato, por exemplo, são normalmente utilizados na síntese de micelas poliméricas biodegradáveis [34].

3.3.1.3. Técnica de bioconjugação:

A técnica de polimerização por radicais livres é um método bem conhecido e controlado para a produção de nanogéis de vários tamanhos e formas, incluindo nanogéis com núcleo de concha. Nesta técnica de bioconjugação, são utilizados subiniciadores, como iniciativas funcionais e microiniciadores, para proibir a inclusão de funcionalidades no interior dos nanogéis, permitindo a bioconjugação multivalente. Os sistemas fisicamente reticulados que se formam em condições moderadas têm mais probabilidades de serem frágeis do que os seus homólogos covalentemente reticulados devido a ligações frágeis entre cadeias poliméricas, tais como ligações de hidrogénio, contactos hidrofóbicos ou interações não covalentes [35].

4. CARACTERIZAÇÃO DE NANOGÉIS:

Os nanogéis devem ser adequadamente caracterizados antes de serem utilizados, e os métodos listados abaixo são normalmente considerados adequados para este fim.

4.1. Dispersão dinâmica da luz Dispersão dinâmica da luz:

(DLS) é utilizada para determinar as caraterísticas de distribuição do tamanho das nanopartículas em líquidos. Durante vários estudos, a dispersão da luz é captada numa escala de tempo de microssegundos. Um raio hidrodinâmico efetivo da partícula pode ser utilizado para quantificar a influência do reticulante e as cargas das cadeias poliméricas no tamanho do nanogel que se forma. A DLS também pode ser utilizada para determinar a quantidade de nanogéis que incham em vários meios. É de notar que os dados de DLS podem não ter em conta a população de partículas de polímero mais pequenas [36]. Para compreender plenamente as caraterísticas de um objeto, é frequentemente necessária uma combinação de metodologias analíticas. A DLS também foi utilizada para analisar o diâmetro médio das partículas e o índice de polidispersão.

4.2. Microscopia eletrónica de varrimento:

A microscopia eletrónica permite determinar a morfologia da superfície da partícula e o seu tamanho. Pode também ser utilizada para medir partículas de 50 a 80 nm e avaliar as caraterísticas morfológicas dos nanogéis.

4.3. Cromatografia de exclusão de tamanhos:

A SEC foi estabelecida como a norma de ouro para determinar as médias de massa molar, bem como as distribuições de macromoléculas naturais e sintetizadas durante o último meio século [37] Quando utilizada em conjunto com uma variedade de métodos de deteção, a SEC pode ajudar-nos a compreender melhor as propriedades físico-químicas dos polímeros [38].

5. PROPRIEDADES DOS NANOGÉIS:

5.1. Degradabilidade e biocompatibilidade:

O nanogel é constituído por polímeros naturais ou sintéticos. Estes não se acumulam nos órgãos para sempre porque são biocompatíveis e biodegradáveis. Os nanogéis podem ser fabricados a partir de quitosano, etilcelulose, metilcelulose e diferentes polímeros à base de polissacáridos, como o dextrano, o pululano e a dextrina. Os polissacáridos são polímeros à base de hidratos de carbono que contêm ligações glicosídicas que formam um padrão repetitivo de unidades monossacáridas. Estes polímeros são estáveis, não tóxicos, hidrofílicos e biodegradáveis no seu estado nativo [39].

5.2. Inchaço num meio aquoso:

Os nanogéis podem inchar na presença de uma solução aquosa, uma vez que são materiais pequenos e macios. Esta é considerada a propriedade mais importante que influencia o seu mecanismo de administração de medicamentos. Baseia-se no seguinte:

5.2.1. Estrutura dos nanogéis:

A composição química da cadeia polimérica, o grau de reticulação e, no caso dos géis de polielectrólitos, a densidade de carga são factores a considerar. As variáveis ambientais que estão ligadas às propriedades do meio aquoso, por exemplo, o pH, a força iónica e a composição química dos iões, são factores críticos nos géis de polielectrólitos. A temperatura é também um fator de dilatação dos géis termoresponsivos [12].

5.2.2. Maior capacidade de carregamento de fármacos:

Devido à caraterística de inchaço dos nanogéis, que lhes permite absorver uma quantidade considerável de água, prevê-se que tenham uma capacidade de carga superior à das formulações de doses normais. Como resultado, após a inclusão e o carregamento, a água terá capacidade de carga suficiente para reter sais e biomateriais. O carregamento pode ser efectuado de várias formas, tais como, mas não se limitando a:

1. A interação de cadeias hidrofílicas com as secções hidrofóbicas de um polímero, bem como a dissolução de moléculas hidrofóbicas num veículo hidrofílico, é designada por aprisionamento físico. A criação de um núcleo denso carregado de fármaco é causada pela ligação covalente de moléculas bioactivas.

2. Auto-montagem em condições controladas, semelhante à dos nanogéis à base de polielectrólitos. A interação de electrólitos com cargas opostas permite obter uma elevada eficiência de carga. A composição, o peso molecular, as potenciais interações entre o medicamento e o polímero utilizado e a variedade de grupos funcionais em cada unidade polimérica são factores que contribuem para uma maior capacidade de carga.

5.2.3. Dimensão das partículas e permeabilidade:

A permeabilidade dos sistemas de nano-entrega pode ser dramaticamente melhorada através de ligeiras alterações no tamanho das partículas, na carga superficial ou na hidrofobicidade. Embora as nanopartículas possam atravessar os tecidos ou o endotélio danificado, bem como através de um mecanismo de transporte específico em algumas situações, a travessia da barreira hemato-encefálica (BBB) tem-se revelado difícil. Os nanogéis com diâmetros entre 20 e 200 nm podem ser suficientemente pequenos para atravessar a BBB sem criar demasiadas perturbações.

5.2.4. Estabilidade coloidal:

Por terem uma CMC mais baixa, taxas de dissociação mais baixas e uma maior retenção de fármacos, os nanogéis, também conhecidos como sistemas micelares poliméricos, são mais estáveis do que as micelas de surfactantes. São amplamente reconhecidas várias tecnologias de transportadores de fármacos coloidais para administração intravenosa regulada de fármacos, tais como lipossomas, emulsões de gordura e nanopartículas. Em condições in vivo, os nanogéis podem ser funcionalizados e modificados para reduzir a ligação às proteínas e evitar a deteção pelos fagócitos, evitando assim a remoção dos nanossistemas da circulação sistémica através de opsonização e fagocitose [40].

5.3. Nanogéis activados por estímulos:

5.3.1 Nanogéis estimulados ou reactivos ao pH:

Os nanogéis estimulados ou sensíveis ao pH com uma cadeia polielectrólita ligeiramente ácida ou básica podem ter um grupo retirador ou doador de electrões. Estes nanogéis sensíveis ao pH podem ser activados por um aumento do pH provocado por alterações ambientais, devido à sua composição, como se mostra na figura 5.3.1. As nanopartículas com carga positiva atraem fortemente o soro sanguíneo, o que provoca a agregação e a rápida eliminação das partículas, resultando num efeito reduzido. Entretanto, as nanopartículas específicas carregadas negativamente têm uma semi-vida plasmática mais longa do que as nanopartículas carregadas positivamente e são resistentes à ligação às proteínas. O mecanismo de ação baseia-se na atividade de absorção de protões pelo gel e pelo seu grupo de ionização, que consiste essencialmente em duas etapas: ligação rápida de catiões ou aniões à superfície do gel e difusão destes iões na rede do gel. Uma vez que é utilizado para definir o microambiente de pH ou o local do corpo onde os medicamentos aprisionados seriam libertados, o pHc é um parâmetro importante para os nanogéis sensíveis ao pH para a administração de medicamentos. O pHc dos nanogéis é frequentemente calculado utilizando o pKa dos grupos fracamente ácidos ou o pKb dos grupos fracamente primários ao longo da cadeia polielectrólita. Os nanogéis aniónicos sensíveis ao pH expandem-se a um pH superior ao pKa dos grupos fracamente ácidos, enquanto os nanogéis catiónicos sensíveis ao pH se expandem a um pH inferior ao pKb dos grupos fracamente básicos [17]. Sabe-se também que as nanopartículas de dextrano desempenham uma função importante na administração de péptidos de insulina através de várias vias catabólicas (como as vias glicolíticas) a um pH específico [41]. O polímero utilizado no sistema é insolúvel em pH neutro. À medida que o pH diminui, o polímero expande-se e o fármaco começa a sair do sistema. A glicose é convertida em ácido glucónico pela enzima glicose oxidase, o que diminui o pH fisiológico. Devido à ação de dilatação das cadeias de ácido poliacrílico sensíveis ao pH, a temozolomida teve uma cinética de libertação controlada [42]

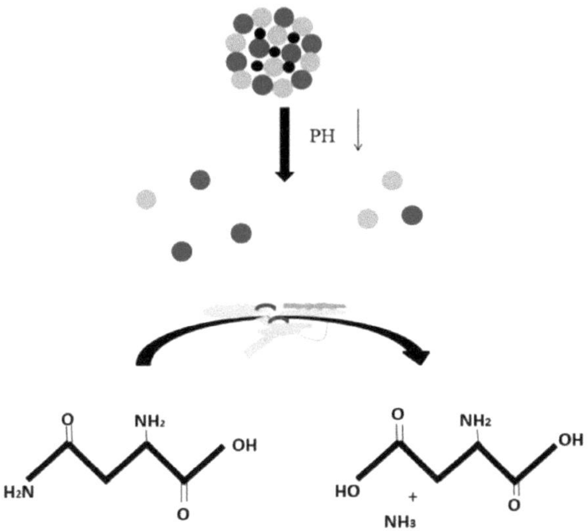

Figura: 5.3.1. Os nanogéis sensíveis ao pH podem ser activados por um aumento do pH provocado por alterações ambientais Nanogéis sensíveis ao pH

5.3.2. Resposta estimulada pela temperatura:

Os nanogéis sensíveis à temperatura tendem a inchar e a desinchar em resposta a variações de temperatura devido à sua sensibilidade à temperatura. A sua classificação divide-se em duas categorias com base na baixa temperatura crítica da solução: sistemas com reação positiva e negativa. Os nanogéis que respondem negativamente à temperatura são predominantemente constituídos por um polímero (poli (N-isopropil acrilamida) (pNIPAAm)) e têm uma temperatura vital em solução aquosa; a temperatura é inversamente proporcional ao tamanho das partículas. A libertação de medicamentos confinados em reação a alterações de temperatura está no cerne de todos os nanogéis que são sensíveis à temperatura e são utilizados ou criados para a administração eficaz de medicamentos. Quase todos os nanogéis sensíveis à temperatura para administração de fármacos são concebidos para libertar medicamentos limitados em reação a aumentos de temperatura devido à temperatura atmosférica mais elevada de locais específicos de doença a nível celular. Além disso, após a administração de estimulação hipertérmica no local da doença, o medicamento é rapidamente libertado no espaço especificado. Uma breve terapia de choque frio também pode provocar a libertação de forma reactiva, gerando uma redução da temperatura.

Os nanogéis estimulados pela temperatura, por exemplo, foram utilizados como sistemas de administração de medicamentos anticancerígenos, destruindo fisicamente vesículas endossómicas de 200 nm no interior das células através de uma expansão súbita do volume desencadeada por uma descida de temperatura regulada externamente. Os polímeros que respondem à temperatura, tais como a poli-isopropil acrilamida e a polivinil caprolactama [41], os nanogéis gerados a partir destes polímeros sensíveis à temperatura expandem-se a baixa temperatura e colapsam a alta temperatura, apresentando uma temperatura de transição próxima da resposta física em volume na fase (Figura), devido ao seu comportamento invulgar, têm uma temperatura crítica de solução inferior (LCST) na fase aquosa de cerca de 32 ◦C [43].

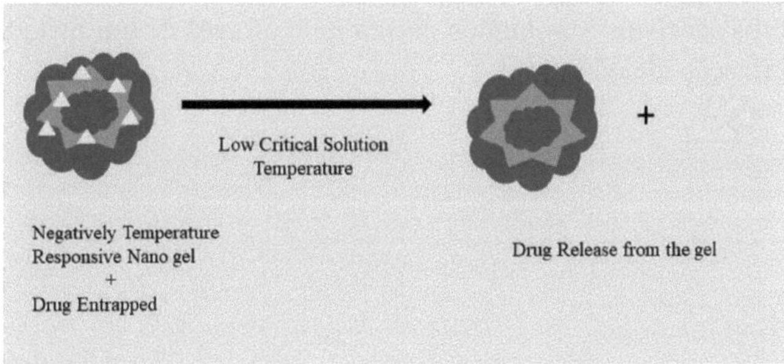

Figura 4. Nano géis sensíveis à temperatura e libertação do fármaco do termogel

5.3.3. Nanogéis reactivos às enzimas:

As enzimas regulam a maioria das actividades do corpo humano e podem responder ou degradar uma vasta gama de moléculas nos organismos vivos. Os nanogéis sensíveis às enzimas, em geral, possuem moléculas que têm a capacidade de alterar a funcionalidade após a ativação da enzima. As qualidades químicas e/ou físicas podem alterar-se em resultado destas modificações. Os materiais naturais, tais como sequências de péptidos ou polímeros, são frequentemente utilizados para criar funções de resposta a enzimas. A biocompatibilidade, a seletividade e a capacidade de reconhecimento das enzimas tornam os nanomateriais sensíveis às enzimas muito apelativos. Devido a estas propriedades, os nanogéis sensíveis às enzimas têm um grande potencial em aplicações biomédicas [20].

5.3.4. Nanogéis multi-reactivos:

As entradas externas accionam nanogéis polivalentes, que podem então responder a uma variedade de estímulos. Os dois tipos de nanogéis multi-responsivos são os NG que reagem a cada estímulo externo separadamente, também conhecidos como tipo "A ou B", e os nanogéis que respondem apenas a estímulos externos quando estes estão presentes, também conhecidos como tipo "A e B". Os nanogéis multi-responsivos são normalmente gerados pela integração de numerosos componentes de polímeros sensíveis a estímulos na sua rede através de um método de co-polimerização aleatória [45].

6. NANOGÉIS NO DOMÍNIO BIOMÉDICO:

Os nanogéis são materiais biológicos promissores constituídos por dispersões de nanopartículas de hidrogel baseadas em redes poliméricas reticuladas, que são mínimas devido à sua elevada capacidade de encapsulação de fármacos, homogeneidade, ajustabilidade e facilidade de produção [46]. A quimioterapia, o diagnóstico, a seleção de órgãos e a administração de medicamentos bioactivos são apenas algumas das aplicações dos nanogéis. Os produtos nanotecnológicos têm-se tornado cada vez mais relevantes na biomedicina, resultando na nanobiotecnologia como uma ciência híbrida [47]. Os nanomateriais são amplamente utilizados na nanobiotecnologia, incluindo o diagnóstico, os sistemas de administração de medicamentos, as próteses e os implantes. Os materiais à escala nanométrica funcionam bem com equipamento biomédico, uma vez que a maioria dos processos biológicos são à escala nanométrica. Os materiais utilizados para fabricar produtos nanotecnológicos incluem nanopartículas inorgânicas e metálicas, nanotubos de carbono, lipossomas e superfícies metálicas [48,49]. A nanotecnologia tem estado na vanguarda dos recentes avanços tecnológicos no diagnóstico de doenças, no desenvolvimento de medicamentos e na administração de fármacos. A nanomedicina é uma palavra utilizada para descrever a utilização da nanotecnologia no tratamento, diagnóstico, monitorização e controlo de sistemas biológicos [50].

6.1. Libertação de fármacos a partir de nanogéis:

Técnicas de encapsulamento de fármacos em nanogel:

Na maior parte das vezes, os nanogéis são utilizados para administrar substâncias farmacêuticas. Um sistema de nanodispersão bem sucedido terá uma capacidade significativa de carregamento de fármacos, o que reduzirá o número de transportadores necessários. Os fármacos podem ser introduzidos nos nanogéis através de diferentes métodos [51].

Conjugação covalente:

Os agentes biológicos podem ser acoplados covalentemente a nanogéis já existentes ou durante o fabrico de nanogéis. Os grupos acrílicos são alterados com enzimas e copolimerizados com acrilamida numa nanoemulsão invertida ou numa solução aquosa para formar um hidrogel nanométrico, por exemplo [52].

Aprisionamento físico:

Devido ao aprisionamento físico do siRNA nos nanogéis de HA, as proteínas podem ser incorporadas nos nanogéis de pululano modificados com colesterol. Muitos nanogéis têm uma cadeia hidrofóbica formada quando moléculas hidrofóbicas são ligadas a domínios não polares. A prostaglandina E2 foi, por exemplo, solubilizada em nanogéis de pululano modificados com colesterol. Outro trabalho utilizou N-hexilcarbamoil-5-fluorouracilo integrado de forma não covalente em nanogéis reticulados de copolímeros de N-isopropilacrilamida (NIPAAm) e N-vinilpirrolidona (VP) (PNIPAAm/VP) (HCFU). O aprisionamento físico é afetado pelas dimensões dos orifícios dos nanocarreadores e das moléculas de enzimas. Outros concentraram-se nos grupos funcionais encontrados nos sítios enzimáticos [53].

Auto-montagem:

A estabilidade termodinâmica de conjuntos biomoleculares com topologias regulares e funções cognitivas foi comprovada na auto-montagem biológica. A auto-montagem é descrita como o agrupamento espontâneo, autónomo e reversível de unidades moleculares em agregados estruturalmente estáveis e bem definidos, nos quais os erros são energeticamente rejeitados. A auto-montagem é uma organização autónoma de componentes que são agregados numa estrutura estruturalmente bem definida [54]. Tem uma série de vantagens, incluindo:

-economicamente favorável,

-adaptável e simples,

-O processo ocorre no mínimo adiabático do estado, conduzindo a estruturas que são robustas e estáveis.

Outras interações atractivas e repulsivas, incluindo as electrostáticas, as de van der Waals, os contactos de Coulomb, as forças hidrofóbicas e as ligações de hidrogénio, equilibram os mínimos termodinâmicos do sistema, resultando na auto-montagem. Muitas moléculas são mantidas juntas por interações não covalentes, associações hidrofóbicas e interações electrostáticas depois de se auto-montarem por difusão. Estas interações são fracas por si só, mas devido ao enorme número de contactos envolvidos, dominam o comportamento estrutural e conformacional do conjunto.

Enquanto as atracções electrostáticas unem rapidamente polissacáridos com cargas opostas, as interações com polissacáridos neutros são fracas ou inexistentes; no entanto, a modificação química pode exigir a montagem. Como os polissacáridos são muito solúveis em água, as interações hidrofóbicas resultam na criação de nanopartículas. Este tipo de polímero anfifílico pode ser utilizado de três formas.

-Uma estrutura hidrofóbica com cadeias hidrofílicas enxertadas (polímero enxertado).

-Uma espinha dorsal hidrofílica enxertada com cadeias hidrofóbicas.

-Alternativamente, com segmentos hidrofílicos e hidrofóbicos (polímeros em bloco) [55].

6.2. Mecanismo de libertação de fármacos a partir de nanogéis:

6.2.1. Técnica de difusão:

A doxorrubicina é libertada por difusão a partir de nanopartículas de hidrogel estáveis à base de copolímero em bloco plurónico. Esta técnica e princípio básicos são aplicados numa série de nanomedicamentos, incluindo micelas poliméricas previamente testadas em seres humanos. Alguns exemplos de materiais de revestimento incluem pequenas moléculas como o ácido fólico ou a galactose, péptidos como o RGD ou o ATWLPPR, outras tipologias de proteínas ou anticorpos, etc.

A desagregação destes nanogéis e a eliminação dos transportadores vazios levou à libertação de substâncias encapsuladas, como a rodamina 6G, um corante fluorescente, e a doxorrubicina, um metabolito ativo. A libertação de Doxorrubicina foi consideravelmente aumentada devido ao enxerto do grupo dimetil aminopropilo nas nanopartículas de glicol quitosano, o que as torna sensíveis a estímulos de pH. Devido à sensibilidade ao pH, o tamanho da malha de um nanogel catiónico de metacrilato de dietilamino etilo para a libertação de moléculas de tamanho médio mudou drasticamente.

6.2.2. Movimento de iões:

Os nanogéis estão a ganhar popularidade como forma de libertar compostos naturais em reação a alterações de sinais num local de ação específico. Na presença de um tripeptídeo de glutatião, que se encontra habitualmente nas células, os nanogéis POEOMA ligados covalentemente por dissulfureto decompõem-se num polímero solúvel em água [56]. A acumulação celular de uma prescrição de NTPs administrada com nanogéis poderia ser explicada pela libertação, desencadeada pela membrana celular, de medicamentos com carga negativa em complexos com nanogéis catiónicos.

6.2.3 Técnicas de estimulação do pH:

A atividade analítica ligada e desligada é eliminada por nanopartículas de platina com nanogel e núcleo de poli(2-N,N-dietilaminometacrilato) reticulado e PEG no pH ácido da pele [57]. Quando o pH externo é baixo, os polímeros ácido metacrílico e acrilato de etilo criam formas 3D insolúveis. Como resultado das repulsões da cadeia polimérica, o aumento das gamas de pH provoca a ionização dos grupos ácidos, resultando num perfil único de libertação do cloridrato de procaína. A taxa de solubilidade do fármaco temozolomida é controlada pelo efeito de dilatação das cadeias de ácido poliacrílico sensíveis ao pH.

6.2.4. Internalização fotoquímica e fotoisomerização:

A descarga de produtos químicos medicinais ou API no citoplasma é influenciada pela oxidação de obstáculos celulares, como as paredes da barreira dos endossomas, produzida por nanogéis fotossensibilizados, que produzem oxigénio solitário e moléculas de oxigénio reactivas. Os transportadores biológicos podem ser libertados dos hidrogéis de polielectrólitos que transportam agentes biológicos devido a interações electrostáticas em reação a alterações ambientais. Num nanogel de azodextrano embalado com aspirina como modelo farmacêutico, o isomerismo cis-trans do azobenzeno por fotoregulação a 365 nm demonstrou que a configuração e do grupo azo gera um melhor perfil de libertação de medicamentos do que a configuração z [58].

7. NANOGÉIS COMO AGENTE DE TRANSPORTE TERAPÊUTICO:

Os nanogéis são utilizados para administrar proteínas específicas em locais específicos. As nanopartículas estão a revolucionar o campo da administração de medicamentos. Estes nanocarreadores de fármacos têm o potencial de melhorar a eficácia médica de um tratamento, ajustando a libertação e a estabilidade de um medicamento, prolongando o tempo de circulação de um fármaco e protegendo-o da eliminação celular fagocitária ou da degradação prematura. Os transportadores à escala nanométrica podem também ser concebidos para se concentrarem nas células e tecidos tumorais, melhorando a capacidade de absorção e criando um efeito de retenção, ou visando ativamente os antigénios associados ao tumor com ligandos. Estudos in vivo demonstraram que as formulações de administração de medicamentos baseadas em nanogéis melhoram o impacto terapêutico de medicamentos antifúngicos, anticancerígenos e antidiabéticos, melhorando também a facilidade de administração [59].

7.1. Quimioterapia (Terapia Anticancerígena):

O cancro tem sido tratado com vários nanogéis moleculares. Os fármacos quimioterápicos incorporados em nanogéis aumentam não só a biodisponibilidade, mas também a absorção e a retenção. Os nanogéis estão a ser utilizados no tratamento do cancro para melhorar a administração de medicamentos. Quando os nanomedicamentos ayurvédicos são utilizados na terapia do cancro, proporcionam uma medicação orientada, terapeuticamente eficaz e com poucos efeitos secundários. Esta noção ganhou uma aceitação generalizada, embora tenha desvantagens substanciais devido à falta de tecnologia disponível, o que pode comprometer o processo de validação. A nanotecnologia do cancro desenvolvida pela Ayurveda (gama de tamanhos 1-100 nm) pode transformar o tratamento do cancro. Por exemplo, Satureja khuzistanica jamzad, um óleo essencial, demonstrou uma atividade significativa como agente anticancerígeno e antimicrobiano. Os nanogéis carregados com doxorrubicina são outra classe de sistemas de administração de fármacos que também desempenham um papel vital na atividade anticancerígena [60]. Algumas nanoestruturas à base de plantas utilizadas no tratamento do cancro são os lipossomas, a lipoproteína de alta densidade reconstituída (rHDL), as micelas, os dendrímeros, os nanogéis, as nanoemulsões e os exossomas.

7.2. Doença autoimune:

A capacidade da estratégia de administração de medicamentos para suprimir especificamente os leucócitos que desencadeiam a resposta de autoimunidade é fundamental para o tratamento de doenças imunitárias [61]. Os métodos de administração de nanogéis têm sido intensamente investigados com o objetivo de integrar medicamentos imunossupressores, uma vez que os nanogéis podem aumentar a imunossupressão ao visar células apresentadoras de antigénios que conduzem a um funcionamento anormal das células normais do corpo. Ao carregar lipossomas com um polímero com extremidade de diacrilato de polietilenoglicol, foi criado e avaliado o gel contendo ácido micofenólico complexado com ciclodextrina (não metilada) [62]. Esta forma de sistema de administração de medicamentos melhorará a adesão do doente, ao mesmo tempo que atrasa o início da insuficiência renal, uma consequência típica do lúpus [63].

7.3. Para anestesia local:

Os sistemas de hidrogel injetável são perspectivas atractivas para a administração prolongada e orientada de anestésicos devido à sua capacidade de localizar a administração de fármacos através de injecções menos invasivas de hidrogéis. Estudos in vitro e in vivo de muitos sistemas de hidrogel reactivos para a administração de bupivacaína, ropivacaína e lidocaína revelaram uma libertação regulada, efeitos analgésicos prolongados e baixa citotoxicidade. Os anestésicos locais são um tipo de anestésico utilizado para gerar uma condição fisiológica que diminui ou elimina a dor. A um pH elevado, um derivado do nanogel de sal -NH2 demonstrou uma taxa de libertação considerável de procaína através de uma ligação lipofílica e gasosa. A desprotonação do ácido no nanogel gera um aumento da pressão e, como resultado, o inchaço de todo o sistema, permitindo que a procaína seja ejectada [64].

7.4. Parar a hemorragia:

Uma molécula de proteína na solução que foi utilizada para fazer um nanogel foi utilizada para controlar a hemorragia mesmo em feridas graves. À nanoescala, as proteínas têm um método de auto-montagem num gel biodegradável. Por exemplo, a sacaquitina micronizada é eficaz no processo de cicatrização de feridas [65].

7.5. Ação anti-inflamatória:

Os medicamentos anti-inflamatórios podem ser administrados a indivíduos com problemas de pele utilizando nanogéis. Para uma administração eficaz de medicamentos na dermatite, foi criado um sistema de nanogel penetrante na pele composto por uma superfície de partículas nanoestruturadas de dupla camada e um agente emulsionante. Neste SPN, o ácido poliláctico glicólico ou a quitina foram utilizados para construir nanopartículas de duas camadas (NPS), enquanto o ácido oleico (NPSO) foi utilizado para criar uma superfície modificada. Para criar nanogéis, foram utilizados hidroxipropilmetilcelulose (HPMC) e carbopol depois de atingida a viscosidade necessária. Estas investigações mostraram que os medicamentos podem ser administrados eficazmente através da pele em caso de irritação cutânea. O diclofenac é um tipo de fármaco anti-inflamatório não esteroide (AINE) que é habitualmente utilizado para tratar a artrite. Os hidrogéis de gel auto-montante de diclofenac de sódio proporcionaram melhores resultados anti-inflamatórios. Além disso, verificou-se que os nanogéis contendo óleo de canela e cinamaldeído têm uma boa atividade antimicrobiana [66].

7.6. Dificuldades oftalmológicas:

O PVP/PVAc é uma combinação de polivinilpirrolidona/acetato de polivinilo em que a polimerização induzida por radiação gama é utilizada para criar um nanogel com pH favorável. Tem sido utilizado para incorporar alcalóides para os manter durante mais tempo numa concentração desejada no local de ação [67].

7.7. Doenças neurodegenerativas:

medida que a população envelhece, as doenças neurodegenerativas, incluindo a doença de Alzheimer, a doença de Parkinson, a esclerose lateral múltipla e o acidente vascular cerebral, estão a aumentar [68]. A nanomedicina é uma disciplina em rápido crescimento que oferece avanços importantes na deteção e tratamento de doenças humanas potencialmente fatais [69]. A administração de polinucleótidos ao cérebro foi demonstrada utilizando nanogéis [70]. Para a prevenção de doenças neurológicas, defende-se a administração parentérica de oligonucleótidos (ODN) ao SNC [71]. As macromoléculas injectadas são rapidamente eliminadas da circulação depois de não conseguirem atravessar a BHE. Os nanogéis encapsulados ou acoplados a ODN espontaneamente carregados negativamente geram um composto polielectrólito aquoso estável com um diâmetro de partícula inferior a 100 nm que penetra facilmente através da barreira hemato-encefálica. A eficácia de transporte do nanogel aumenta significativamente quando a superfície é alterada com transferrina ou insulina [50].

7.8. Diabetes:

Os nanogéis carregados de insulina parecem ser mais eficazes do que a insulina livre na manutenção dos níveis de glucose no sangue e na redução das oscilações de açúcar no sangue. Os nanogéis carregados com insulina reduziram os níveis de glucose no sangue em ratos diabéticos em 51% em relação aos estudos in vivo de base. O gel é constituído por nanopartículas com cargas opostas que são atraídas umas pelas outras. O gel não se dissolveu essencialmente e as nanopartículas podem não se espalhar pelo corpo [71].

7.9. Administração intranasal:

As tecnologias de administração de medicamentos através de nanogéis têm um grande potencial para resolver alguns dos obstáculos associados à administração de medicamentos. Os nanogéis podem transportar e distribuir fármacos através da mucosa nasal, porque a mucosa absorve-os rapidamente [71]. A vacinação nasal com nanogéis é uma técnica inovadora para limitar a progressão da doença.

7.10. Administração vaginal de medicamentos:

Desde os tempos antigos, a via vaginal tem sido utilizada para administrar medicamentos. Os nanogéis antibacterianos têm sido utilizados em nanogéis vaginais para prevenir várias infecções vaginais. Também são adequados para tratar a dor vaginal, o corrimento e uma variedade de outras perturbações sexuais. O nanogel vaginal tem várias desvantagens, como o facto de não dever ser utilizado durante a menstruação ou a gravidez. Foi demonstrado que os nanogéis vaginais antivirais reduzem o risco de infeção pelo VIH nas mulheres. A utilização do gel vaginal de tenofovir na profilaxia do VIH foi investigada. As nanopartículas de gelatina de tenofovir foram produzidas utilizando uma técnica de dessolvatação em duas etapas. O HPMC K15M foi utilizado como co-polímero de ligação e como ingrediente de viscosidade neste estudo. A ovalbumina e a lisozima, duas proteínas encontradas na clara do ovo de galinha, foram sintetizadas como nanogéis em que uma solução de ovalbumina e lisozima com pH 5,3 ajustado até pH 10,3 foi misturada e aquecida. O núcleo foi construído com lisozima, enquanto a casca foi feita de ovalbumina, porque os nanogéis são esféricos e têm uma forma de núcleo-casca. As interações hidrofóbicas intermoleculares, as ligações de hidrogénio e as ligações dissulfureto ligaram estas proteínas em estados desnaturados. As cargas nos nanogéis podem ser alteradas através do ajuste do pH da solução, enquanto a estrutura da superfície do nanogel pode ser estabilizada através da força de repulsão eletrostática. Para além disso, as soluções destes nanogéis são bastante estáveis durante longos períodos de armazenamento e podem também ser armazenadas como pó liofilizado, o que as torna mais úteis. Os nanogéis contendo medicamentos não-microbianos foram utilizados para inibir diferentes infecções na vagina [72].

7.11. Terapia genética e engenharia de tecidos:

Tanto a engenharia de tecidos como a terapia génica dependem fortemente de formulações à base de nanogéis. São também utilizados para transportar enzimas, ADN e proteínas para regiões específicas, de modo a obter os efeitos desejados. A modificação de polímeros para transportar enzimas e proteínas utilizando chaperons artificiais é comum. O pululano é também quimicamente modificado através da conjugação de moléculas de colesterol, e as moléculas funcionalizadas auto-montam-se em água para criar NGS tão pequenos como 30 nm. Estes nanogéis são utilizados para a regeneração óssea devido à sua grande biocompatibilidade [73].

7.12. Transportador de agentes antifúngicos:

Os médicos e os doentes preferem sobretudo a via estratoscópica para as infecções fúngicas. Utilizando a química reconstruída e, consequentemente, o processo de borda húmida, foi criado um nanogel de fluconazol-citina. O fluconazol-quitina tem um padrão de libertação regulado que permite que o fluconazol esteja disponível durante muito tempo, possibilitando uma terapia bem sucedida contra os fungos [74].

8. PRODUTOS À BASE DE PLANTAS:

Os produtos naturais beneficiam a saúde humana porque contêm componentes fitoquímicos com capacidades terapêuticas activas. Plantas como frutos, legumes, cereais, leguminosas e outras plantas valiosas produzem estes químicos. Algumas plantas podem inibir o crescimento de agentes causadores de cancro. Os compostos fitoquímicos são isolados das plantas e utilizados em medicamentos com a ajuda da nanotecnologia [75]. Os medicamentos à base de plantas têm sido utilizados para tratar várias doenças desde a Idade Média e constituem um aspeto essencial da medicina integrativa e indígena. Uma vez que vários medicamentos já utilizados derivam direta ou indiretamente de fontes vegetais, os cientistas começaram a adotar medicamentos à base de plantas nas últimas décadas. Os medicamentos à base de plantas estão a tornar-se imensamente populares porque têm efeitos adversos limitados na saúde humana e são relativamente mais seguros e menos dispendiosos do que os medicamentos convencionais. Os produtos naturais são excelentes fontes de substâncias químicas bioactivas e são amplamente considerados como a descoberta mais bem sucedida da medicina contemporânea [76].

Devido à sua excelente resposta in vivo, à elevada capacidade de carga do fármaco, à excelente absorção e às caraterísticas semelhantes às das células, os nanogéis têm-se revelado muito promissores para o transporte de uma vasta gama de medicamentos para vários órgãos do corpo [63]. O aloé vera é um componente natural que tem sido utilizado há milénios para curar problemas de pele e tem um elevado nível de aceitação entre o público em geral. A utilização de co-emulsionantes pode melhorar a penetração e a permeabilidade do fármaco, e os estudos demonstraram que a utilização de nanogéis em combinação com co-emulsionantes melhora as qualidades de administração cutânea, e este artigo explica como construir uma formulação utilizando constituintes farmaceuticamente aceitáveis.

A fitoterapia é frequentemente definida como "técnicas terapêuticas que existem há muitos anos antes do aparecimento e da distribuição dos produtos farmacêuticos modernos" [8]. A medicina herbal é uma disciplina das ciências médicas que emprega plantas medicinais no tratamento e é objeto de investigação extensiva. No mundo de hoje, os medicamentos à base de plantas derivados de antigas drogas herbáceas são racionalmente reconhecidos como outros medicamentos para tratar e curar a maioria das doenças transmissíveis e não transmissíveis, como o cancro e a diabetes. Os medicamentos à base de plantas desempenharam um papel significativo no estabelecimento das bases da farmacopeia moderna atual. Os medicamentos à base de plantas são preferidos aos produtos farmacêuticos modernos, uma vez que têm menos efeitos secundários e são alternativas mais saudáveis para os doentes. Cerca de 85% da população mundial utilizava tratamentos à base de plantas para curar doenças de pele, infecções virais e fúngicas, reacções diabéticas e de hipersensibilidade, etc. Apesar da sua eficácia in vivo, são subutilizados na prática clínica por uma série de razões, incluindo problemas de solubilidade, problemas de biodisponibilidade e necessidades de doses elevadas. Se utilizadas corretamente, podem ser utilizadas em actividades médicas de rotina. Como resultado, a dose de ervas utilizada para a atividade farmacológica é reduzida; no entanto, a acessibilidade e a relação custo-eficácia destes medicamentos tradicionais tornam-nos mais aceitáveis como substitutos dos medicamentos modernos. As nanopartículas de prata AgNPs altamente monodispersas fabricadas a partir do extrato de folhas de Tulsi são agentes terapêuticos bem documentados [77]. Alguns exemplos de produtos à base de plantas para o tratamento de doenças neurodegenerativas são a curcumina, a quercetina, o resveratrol, a piperina, o ácido gálico e a epigalocatequina-3-galato, e o ácido ferúlico, entre outros [61].

9. FORMULAÇÕES DE MEDICAMENTOS À BASE DE PLANTAS:

9.1. Nano-cápsulas:

As nanocápsulas de ervas são tratamentos medicamentosos naturais que incluem nano-cápsulas sintetizadas a partir de um polímero puro. Estas nanocápsulas são utilizadas para fornecer medicamentos a uma determinada região de uma forma regulada e direcionada. A poli-e-caprolactona (PCL), o poli(lactido) (PLA) e o poli(lactido-co-glicolido) [78] são os polímeros utilizados para fabricar nanocápsulas naturais (PLGA). As nanocápsulas estão a ser utilizadas em medicamentos naturais devido ao seu tamanho reduzido e à relação entre a área de superfície e o aspeto excessivo, para além do facto de as terapias medicamentosas com nanopartículas melhorarem a farmacocinética e a biodistribuição dos agentes terapêuticos [37].

9.2. Nanopartículas de ervas para a terapia do cancro:

Os nanomedicamentos ayurvédicos na terapia do cancro permitem a administração de medicamentos adaptados com maior eficácia terapêutica e menos efeitos adversos e têm o potencial de alterar a forma como o cancro é tratado, diagnosticado e detectado. A terapia quimioterapêutica repetida conduziu a tumores resistentes a estes agentes, o que constitui atualmente uma das principais causas de cancro [79]. Por conseguinte, a identificação de compostos naturais que visem e multipliquem as vias de sinalização, bem como a inibição do crescimento, é altamente benéfica [80]. Sem dúvida, o tratamento do cancro exige a administração de medicamentos com baixa toxicidade para os tecidos circundantes e elevada eficácia terapêutica. A tecnologia do nanogel garante todas estas vantagens.

9.3. Nano-tablets:

As populações podem utilizar o poder purificador dos comprimidos de água à base de plantas contendo nanopartículas nos países em desenvolvimento para obter água potável. Este comprimido foi criado com extrato de Brahmi (Bacopa monniera) num pequeno disco de cerâmica carregado com nanopartículas de prata ou de cobre, que é colocado dentro de um recipiente de água e pode purificar a água até seis meses. Para uma administração controlada e direcionada, são utilizados nanocomprimidos contendo medicamentos à base de plantas. O efeito anticancerígeno de nanocomprimidos ayurvédicos revestidos com bhasmas está a ser investigado [81]. O termo "bhasma" contém nanopartículas nas suas formulações. Muitos especialistas ficam surpreendidos ao saber que a Índia tem um sistema médico com 5000 anos [82]. Há muito tempo que os bhasmas são utilizados na Ayurveda para o tratamento de numerosas doenças no âmbito da nanotecnologia [83]. "Rasayana" (modulação imunitária e caraterísticas anti-envelhecimento) e "yogavahi" (capacidade de transporte de fármacos e de entrega de fármacos direcionada) são duas propriedades predominantes nos bhasmas ayurvédicos [84].

Os nanogéis à base de plantas são nanopartículas de hidrogel com diâmetros que variam entre 10 e 100 nm, que são mais eficazes no controlo e na orientação da libertação do fármaco. Os nanogéis ayurvédicos são o tratamento mais eficaz para a nossa saúde, nomeadamente para a saúde metabólica [85]. É a abordagem mais rápida e segura para perder peso sem causar quaisquer efeitos adversos e reduz a gordura no abdómen, braços, pernas, coxas e duplo queixo. Pode também atuar como um tónico cardíaco que pode ajudar numa variedade de problemas cardíacos. Os nanogéis são constituídos por biopolímeros com medicamentos à base de plantas como a curcumina e extractos naturais de cafeína, laminaria e hera. Este nanogel penetra profundamente na pele, actuando diretamente na gordura acumulada para a reduzir [86].

9.4. Nanoemulsões:

As qualidades da nanoemulsão são influenciadas não só pela composição, mas também pelo modo de preparação. Estas nanoemulsões podem ser utilizadas para transportar medicamentos para as células e para a terapia e desinfeção do cancro. As nanoemulsões foram desenvolvidas pela primeira vez há cerca de 20 anos, principalmente para a síntese de nanopartículas. Atualmente, as nanoemulsões são utilizadas principalmente em produtos farmacêuticos e cosméticos. As nanoemulsões ayurvédicas com um diâmetro de 20-200 nm têm uma vasta gama de aplicações. Podem ser utilizadas em sistemas de administração transdérmica e não são tóxicas nem irritantes. Consequentemente, melhoram a solubilidade e a biodisponibilidade do fármaco [87].

9.5. Nanopaste e Nano Pure (purificação do ar):

A nanopasta de ervas à base de aloé vera está agora a ser investigada para o tratamento da osteoporose. Como as nanopartículas são distribuídas sequencialmente e estimulam continuamente as células ósseas circundantes, esta nanopasta fortalece os ossos após a cirurgia e tem um efeito duradouro. A nanotecnologia pode também melhorar a qualidade do ar a longo prazo, a disponibilidade e a viabilidade dos recursos atmosféricos, por exemplo, através de uma melhor filtragem que permita uma maior reutilização, reciclagem e purificação do ar utilizando formulações à base de plantas [88].

9.6. Utilizações percutâneas de medicamentos à base de plantas sob a forma de nanogéis:

Quando comparados com as técnicas tradicionais, os sistemas de dosagem dérmica demonstraram ser mais eficazes, evitando o efeito metabólico de primeira passagem do medicamento e alinhando a preferência do doente com a da libertação do medicamento [89]. A absorção limitada do medicamento através da pele é um problema que nenhuma outra via de administração consegue ultrapassar. Nesta área, os nanogéis estão a ser estudados com vista a obter a melhor penetração cutânea, incorporando simultaneamente funções adicionais, como a reação de libertação do fármaco a estímulos ambientais, pH e outros parâmetros [20]. Por exemplo, os nanogéis de quitosano carregados com curcumina tiveram uma grande permeação cutânea e melhoraram significativamente a absorção da curcumina.

9.7. Nanogéis de ervas para uso oral:

A administração oral é o método padrão de administração para muitos tratamentos terapêuticos. Por outro lado, a dosagem oral tem algumas desvantagens, incluindo o metabolismo de primeira passagem, a degradação gastrointestinal e a biodisponibilidade limitada. Embora a administração oral tenha um grande potencial de mercado, está confinada a um pequeno número de doenças crónicas devido aos efeitos secundários negativos dos medicamentos orais [90]. Devido às suas qualidades não venenosas, excelente libertação do fármaco ou melhor libertação sistémica, os nanogéis fizeram progressos significativos na formulação da fauna natural bucal. A administração oral é o método preferido de administração de muitos fármacos terapêuticos. O metabolismo de primeira passagem, a degradação gastrointestinal e a biodisponibilidade limitada são desvantagens da via de administração oral. Embora a administração oral tenha um grande potencial de mercado, os efeitos secundários significativos dos medicamentos orais são limitados para muitas doenças médicas. Devido à sua ação não tóxica, elevada biodisponibilidade e taxa de libertação mais rápida no sistema, os nanogéis alcançaram um progresso notável nos medicamentos orais à base de plantas.

A curcumina é a substância natural mais frequentemente utilizada e extensivamente investigada [91]. Na investigação do cancro, a curcumina é o ingrediente à base de plantas mais utilizado. A curcumina fica melhor presa em nanogéis de gelatina com aldeído de alginato em miniemulsão inversa. A utilização de acetona contendo curcumina para precipitar os nanogéis melhora o encapsulamento na rede de polímeros reticulados. A ligação de hidrogénio na extremidade forma um melhor encapsulamento quando o grupo hidroxilo da curcumina interage com funções hidroxilo não reagidas no aldeído do alginato [92]. O encapsulamento da curcumina em nanogel aumenta a sua solubilidade, melhorando a eficiência da carga do fármaco para níveis de índice de eficácia para administração bucal. Descobriu-se que a carga substancial do medicamento não deve afetar a estabilidade do encapsulamento dos nanogéis à base de plantas. Outra caraterística crucial de um sistema de veículo de entrega bem sucedido é a capacidade dos nanogéis de permanecerem estáveis in vivo. Quando comparados com nanogéis poliméricos sem ligações cruzadas, os estudos mostram que os nanogéis poliméricos com ligações cruzadas têm caraterísticas mais estáveis.

10. OUTROS NANOGÉIS:

Os nanogéis são uma das estratégias nanotecnológicas mais proeminentes para a administração bem sucedida de medicamentos dentro e fora do corpo, bem como para o tratamento tópico (Quadro 2). Os nanogéis têm caraterísticas que lhes permitem transportar materiais como o ADN, proteínas, oligonucleótidos, ARN, corantes, pontos quânticos e agentes químicos como o diclofenac para a região-alvo [93]. A sua estrutura nanométrica demonstrou reduzir a toxicidade da molécula de fármaco e proporcionar uma libertação regulada do fármaco no local-alvo, aumentando assim a biodisponibilidade do fármaco [94]. A eficácia dos medicamentos à base de plantas é determinada pela ação cooperativa de todos os seus ingredientes vitais. Uma vez que a maioria dos medicamentos à base de plantas contém partes insolúveis, têm uma baixa biodisponibilidade e uma elevada depuração sistémica [95]. As composições em nanogel destes medicamentos ajudam a ultrapassar estes constrangimentos. Segue-se uma lista de vários nanogéis que contêm medicamentos à base de plantas.

As folhas de Eupatorium adenophorum (Asteraceae) são utilizadas como antibacteriano, analgésico e terapia de lesões na Ayurveda [96]. Negi e colaboradores incorporaram um extrato metanólico (1% w/w) de folhas de E. adenophorum num gel de carbopol 934. Os géis de ervas esverdeados formados proporcionaram uma eficácia anti-inflamatória eficiente num modelo de edema da pata de rato induzido por carragenina [97].

Bronquite, asma, febre, doenças de pele e epilepsia foram todas tratadas com preparações de folhas de Cleodendron infortunatum no passado. O extrato da folha foi transformado num nanogel por Das et al. utilizando o polímero sintético carbopol 940. O gel de extrato a 2,5% teve um bom efeito anti-inflamatório e não irritou a pele [98].

Bolleddu et al. relataram que um gel feito de extractos metanólicos de Albizia lebbeck possui efeitos anti-inflamatórios e analgésicos [99]. O nanogel de alginato de sódio e carboximetilcelulose teve uma permeação superior à do carbopol 934 e outras combinações. Paul et al. estudaram as propriedades anti-inflamatórias de um nanogel de extrato de raiz [100]. O extrato aquoso de raiz foi inicialmente envolvido em nanopartículas de prata antes de ser transformado num gel utilizando uma base de cera de parafina. A desnaturação induzida pelo calor da albumina de soro bovino foi eficazmente evitada pelo gel. De acordo com os investigadores, um nanogel não irritante contendo folha de Sesbania grandiflora (extrato de acetato de etilo), Carbopol 934 e CMC de sódio pode ser utilizado para tratar uma variedade de inflamações cutâneas [22].

Tabela 2. Exemplos representativos de alguns nanogéis com carga bioactiva [93],[94],[96],[99],[94,95],[101],[102],[103],[103],[104]

S.N.	Nanogel/Herb	Estado
1.	Eupatorium adenophorum	Antibacteriano
2.	Cleodendron infortunatum	Bronquite, asma, febre, pele doenças e epilepsia
3.	Sesbania grandiflora	Anti-acne, anti-peroxidase, analgésico, redutor da febre, anti-bacteriano, anticancerígenos, trombolíticos e resposta hepato-imune
4.	Withania somnifera	Anti-inflamatório
5.	Albizia lebbeck	Anti-inflamatório e analgésico
6.	Tridax procumbens	Anti-bacteriano
7.	Akkalkara	Analgésico
8.	Manose	Para aumentar a atividade dos fibroblastos e produção de colagénio
9.	Aloé barbadensis	Redução de feridas
10.	Cynodon dactylon Pers. e Cassia tora linn. Cassia alata Linn	Anti-cancerígeno

As folhas de Lantana camara têm propriedades anti-hemorróidas e anti-inflamatórias. O Carbopol 934 foi utilizado para fazer géis a partir das duas dosagens de extractos (2,5% e 5%) [101]. Pawar e Shamkuwar descobriram que o gel de extrato de 2,5% era superior ao gel de extrato de 5% em termos de caraterísticas físico-químicas [102].

Os extractos etanólicos da casca do caule de Butea frondosa têm efeitos analgésicos e anti-inflamatórios. Shankar et al. produziram uma melhor formulação de gel com carbopol 934 e DMSO, e após 8 h encontraram percentagens de difusão e permeação de 92,37 e 98,29, respetivamente [103].

Para criar uma dosagem semi-sólida, os investigadores misturaram extractos de Boswellia serrata (kunduru) com extractos de Withania somnifera. Devido à sua capacidade de inibir a 5-lipoxigenase, a Boswellia serrata (triterpenos pentacíclicos) é anti-inflamatória e anti-artrítica. A Withania somnifera contém withaferina A, uma lactona esteroidal permeável às células que actua como anti-inflamatório e anti-artrítico [104].

Foi utilizada uma abordagem separada para investigar a eficácia bactericida dos extractos glicólicos de romã, alperce e chá verde. As propriedades adstringentes e antibacterianas da romã podem ser atribuídas aos alcalóides e aos taninos gálicos do fruto. Os alperces têm propriedades neuroprotectoras e remineralizantes, para além da mesma finalidade. O chá verde tem propriedades antioxidantes, anti-inflamatórias e quimioprotectoras, entre outras. Verificou-se que o gel de extrato de ácido gálico de chá verde é eficaz contra Staphylococcus aureus, Pseudomonas aeruginosa e E. coli. Esta atividade é considerada como sendo causada pelas catequinas encontradas no chá verde [105].

Jadhav et al. investigaram a atividade antibacteriana de extractos etanólicos de Tridax procumbens contra Staphylococcus aureus [106]. Foi descoberta uma atividade antibacteriana significativa no gel de carbopol 940 contendo 1% de extrato [107].

A dormência da língua e das gengivas é causada pela mastigação das folhas e pétalas de Spilanthus acmella, também conhecida como Akkalkara. É também utilizada como analgésico ou como medicamento anti-proliferação. Os investigadores investigaram os efeitos da combinação de etanossomas com o extrato de ervas num gel mucoadesivo para tratar a dor, as cáries nos dentes e as úlceras bucais [108].

O Aloe barbadensis é frequentemente aplicado para acelerar o processo em cascata (vários níveis relacionados com a recuperação: redução da ferida através da contração e regresso às barreiras funcionais fisiológicas normalizadas), para aumentar a imunidade (aumentando a ativação das células B e outros mecanismos de defesa) e para tratar várias infecções fúngicas. Em ratos com feridas de excisão da pele, Khan et al. descobriram que uma formulação de nanogel de aloé vera-carbopol 934 promovia a contração da ferida. Esta capacidade é auxiliada pela presença de manose-6-fosfato nos extractos de folhas. Foi demonstrado que a manose aumenta a atividade dos fibroblastos e a produção de colagénio [109].

Misal et al. utilizaram Cassia alata Linn. para criar um nanogel em que a atividade anticancerígena, antiproliferativa, a redução da atividade microbiana, as infecções dérmicas e o processo em cascata dos produtos botânicos foram reforçados [102]. Cynodon dactylon Pers. possui propriedades antivirais, antidiabéticas, antifúngicas, antibacterianas e antiulcerosas, para além de uma atividade antioxidante de cicatrização de feridas. No edema da pata de rato causado por carragenina, verificou-se que o gel poli-herbáceo tem um efeito anti-inflamatório mais elevado do que os géis individuais [110].

11. DESAFIOS E OPORTUNIDADES PARA O FUTURO:

Os nanogéis são uma abordagem de administração de medicamentos valiosa, inovadora e bem-sucedida que aborda tanto as preocupações tradicionais como as modernas em matéria de cura, incluindo efeitos secundários específicos e estabilidade limitada. Cada novo estudo afirma ter descoberto mecanismos poliméricos únicos e pontos de vista mecanicistas com potenciais aplicações terapêuticas e estudos de conceção de nanogéis. De acordo com um novo estudo sobre nanogéis e nanotecnologia [71], os nanogéis têm um papel fundamental a desempenhar na gestão de doenças oftálmicas, no transporte nasal de medicamentos e na administração vaginal de medicamentos. O negócio farmacêutico em expansão tem atualmente um mercado multibilionário para nanogéis produzidos com medicamentos naturais. No entanto, existem ainda obstáculos consideráveis à utilização de medicamentos naturais em estudos clínicos. Os nanogéis parecem ter um futuro brilhante em aplicações biomédicas, de acordo com uma investigação recente [111]. Por exemplo, para controlar a diabetes, já foi desenvolvido um nanogel de poli(ácido 4-vinilfenil borónico-co-2-(dimetil amino) acrilato de etilo) com nanopartículas de prata carregadas de insulina [112]. De acordo com um relatório publicado pela Organização Mundial de Saúde, 80% da população mundial recorrerá a produtos farmacêuticos à base de plantas para satisfazer as suas necessidades de saúde. Apesar do potencial de mercado dos produtos farmacêuticos alopáticos, as pessoas procuram a medicina alternativa como uma prática médica complementar. Devido a mudanças consideráveis nas atitudes das pessoas, sejam elas sociais, políticas ou económicas, a aplicação terapêutica de medicamentos à base de plantas diminuiu drasticamente. Uma plataforma viável para melhorar as caraterísticas das plantas medicinais são as formulações em nanogel. Os produtos naturais são transformados nos fármacos mais eficazes para tratar uma variedade de doenças, incluindo cancro, doenças de pele, diabetes e outras, utilizando nanogéis de ervas. Os nanogéis de ervas reticulados são normalmente fabricados com quitina, quitosano, PLGA, PEG e outros polímeros. Estes nanogéis reticulados são muito promissores para a administração de medicamentos através da pele. Isto tem menos efeitos adversos na adesão dos doentes aos tratamentos à base de plantas do que os produtos farmacêuticos orais. Apesar do facto de terem sido criados inúmeros remédios terapêuticos naturais, nem todos são seguros. Alguns são extremamente perigosos e podem interagir com outros medicamentos.

12. CONCLUSÕES:

Como resultado do avanço da nanotecnologia nas últimas décadas, os nanocarreadores evoluíram e ganharam importância na biomedicina. A nanomedicina é uma ferramenta crucial na luta contra os novos coronavírus, mas ainda enfrenta obstáculos substanciais na prática clínica, incluindo o comportamento in vivo, a toxicidade dos nanocarreadores e a produção à escala industrial [113]. Os nanocarreadores são utilizados como transportadores de medicamentos quimioterapêuticos tradicionais e como plataformas para a terapia combinada, o diagnóstico multifuncional e a teranóstica, devido ao seu potencial de aprisionamento de fármacos. Os nanocarreadores têm sido utilizados para a orientação passiva através do efeito EPR, para a orientação ativa através da modificação de ligandos das superfícies das nanoplataformas e para estratégias de administração de fármacos específicas do local e controladas no tempo utilizando nanocarreadores sensíveis a estímulos [24]. Os nanogéis provaram ser superiores em termos de redução da complexidade deste sistema de administração, eliminando simultaneamente as desvantagens das técnicas anteriores [114]. A imensa promessa dos nanogéis funcionais como plataformas poliméricas únicas para a biomedicina é realçada por aplicações nos domínios da administração de medicamentos e de genes, modalidades de imagiologia inteligentes, materiais reactivos e multivalência como estratégia terapêutica [115].

13. REFERÊNCIAS:

1. Molina, M.; Asadian-Birjand, M.; Balach, J.; Bergueiro, J.; Miceli, E.; Calderon, M. Compósitos de nanogel reactivos a estímulos e sua aplicação em nanomedicina. Chem. Soc. Rev. 2015, 44, 6161-6186.
2. Annabi, N.; Mithieux, S.M.; Zorlutuna, P.; Camci-Unal, G.; Weiss, A.S.; Khademhosseini, A. Elastómero à base de proteínas humanas carregado de células. Biomateriais 2013, 34, 5496-5505.
3. Soni, K.S.; Desale, S.S.; Bronich, T.K. Nanogels: Uma visão geral das propriedades, aplicações biomédicas e obstáculos à tradução clínica. J. Control. Release Off. J. Control. Release Soc. 2016, 240, 109-126.
4. Riehemann, K.; Schneider, S.W.; Luger, T.A.; Godin, B.; Ferrari, M.; Fuchs, H. Nanomedicina - Desafio e perspectivas. Angew.Chem. Int. Ed. 2009, 48, 872-897.
5. Singh, N.; Gill, V.; Gill, P. Nanogel based artificial chaperone technology: Uma visão geral. Am. J. Adv. Drug Deliv. 2013, 1, 271-276.
6. Ghaywat, S.D.; Mate, P.S.; Parsutkar, Y.M.; Chandimeshram, A.D.; Umekar, M.J. Overview of nanogel and its applications. GSC Biol. Pharm. Sci. 2021, 16, 040-061.
7. Fonseca, P.L.; Felisberti, M.I. Nanogéis anfifílicos termo- e UV-responsivos via fotociclo-adição [4+4] reversível de dispersões de poliuretano à base de PEG/PCL. Eur. Polym. J. 2021, 160, 110800.
8. Mota, A.H.; Sousa, A.; Figueira, M.; Amaral, M.; Sousa, B.; Rocha, J.; Fattal, E.; Almeida, A.J.; Reis, C.P. Capítulo 19-Nanoprodutos de saúde para o consumidor de base natural: Medicamentos, cosméticos e suplementos alimentares. In Handbook of Functionalized Nanomaterials for Industrial Applications; Mustansar Hussain, C., Ed.; Elsevier: Amesterdão, Países Baixos, 2020; pp. 527-578.
9. Rogers, J.P.; Chesney, E.; Oliver, D.; Pollak, T.A.; McGuire, P.; Fusar-Poli, P.; Zandi, M.S.; Lewis, G.; David, A.S. Apresentações psiquiátricas e neuropsiquiátricas associadas a infecções graves por coronavírus: Uma revisão sistemática e meta-análise com comparação com a pandemia COVID-19. Lancet Psychiatry 2020, 7, 611-627.

10. Qian, W.Y.; Sun, D.M.; Zhu, R.R.; Du, X.L.; Liu, H.; Wang, S.L. Nanopartículas de carbonato de estrôncio sensíveis ao pH como novos veículos anticancerígenos para libertação controlada de etoposido. Int. J. Nanomed. 2012, 7, 5781-5792.
11. Kapadi, S.V. Tendências recentes no domínio dos nanoprodutos farmacêuticos: An overview. World J. Pharm. Res. 2015, 4, 553-556.
12. Hans, M.L.; Lowman, A.M. Biodegradable nanoparticles for drug delivery and targeting. Curr. Opin. Solid State Mater. Sci. 2002,6, 319-327.
13. Li, C.; Obireddy, S.R.; Lai, W.-F. Preparação e utilização de nanogéis como transportadores de fármacos. Drug Deliv. 2021, 28, 1594-1602.
14. Mofazzal Jahromi, M.A.; Sahandi Zangabad, P.; Moosavi Basri, S.M.; Sahandi Zangabad, K.; Ghamarypour, A.; Aref, A.R.;Karimi, M.; Hamblin, M.R. Nanomedicina e tecnologias avançadas para queimaduras: Prevenir a infeção e facilitar a cicatrização de feridas. Adv. Drug Deliv. Rev. 2018, 123, 33-64.
15. Shen, C.; Shen, B.; Shen, G.; Li, J.; Zhang, F.-C.; Xu, P.; Li, X.; Cheng, L.; Qiu, L.; Han, J.; et al. Efeitos terapêuticos do nanogel contendo triterpenóides isolados de Ganoderma lucidum (GLT) utilizando ultra-sons terapêuticos (TUS) para queimaduras de frio em ratos. Drug Deliv. 2016, 23, 2643-2650.
16. Kim, D.E.; Chivian, D.; Baker, D. Previsão e análise da estrutura de proteínas utilizando o servidor Robetta. Nucleic Acids Res. 2004, 32,W526-W531.
17. Basso, J.; Miranda, A.; Nunes, S.; Cova, T.; Sousa, J.; Vitorino, C.; Pais, A. Nanosistemas de entrega de medicamentos à base de hidrogel para o tratamento de tumores cerebrais. Gels 2018, 4, 62.
18. Patra, J.K.; Das, G.; Fraceto, L.F.; Campos, E.V.R.; Rodriguez-Torres, M.D.P.; Acosta-Torres, L.S.; Diaz-Torres, L.A.; Grillo, R.;Swamy, M.K.; Sharma, S.; et al. Nano based drug delivery systems: Recent developments and future prospects. J. Nanobiotechnol.2018, 16, 71.
19. Sayantan, M.; Pragati, T. Recent Advances in Nanogels in Drug Delivery Systems. Int. J. Pharm. Sci. Nanotechnol. 2021, 14,5278-5286.
20. García, M.C.; Cuggino, J.C. 12-Nanogéis sensíveis a estímulos para administração de medicamentos. Em Nanocarreadores Poliméricos Responsivos a Estímulos para Aplicações de Entrega de

Medicamentos, Volume 1; Makhlouf, A.S.H., Abu-Thabit, N.Y., Eds.; Woodhead Publishing: Cambridgeshire, UK, 2018;pp. 321-341.

21. Ribeiro de Souza, A.; Kiill, C.; Kolenyak, F.; Luz, G.; Silva, H.; Chorilli, M.; Gremiao, M. Nanotechnology-based Drug Delivery Systems for Dermatomycosis Treatment. Curr. Nanosci. 2012, 8, 512-519.
22. Mishra, U.S.; Pasa, G.; Mishra, D. Desenvolvimento de formulações e avaliação de comprimidos de ervas contendo extrato metanólico de butea frondosa. Recent Pat. Drug Deliv. Formul. 2020, 14, 145-161.
23. Ferreira, S.A.; Gama, F.M.P.; Vilanova, M. Polymeric nanogels as vaccine delivery systems. Nanomed. Nanotechnol. Biol. Med. 2013,9, 159-173.
24. Neamtu, I.; Rusu, A.G.; Diaconu, A.; Nita, L.E.; Chiriac, A.P. Basic concepts and recent advances in nanogels as carriers for medical applications. Drug Deliv. 2017, 24, 539-557.
25. Zhang, Z.; Hao, G.; Liu, C.; Fu, J.; Hu, D.; Rong, J.; Yang, X. Progresso recente na preparação, interações químicas e aplicações de transportadores de nanogel de polissacarídeo-proteína biocompatíveis. Food Res. Int. 2021, 147, 110564.
26. Namdari, M.; Eatemadi, A.; Soleimaninejad, M.; Hammed, A.T. Uma breve revisão sobre a aplicação de nanopartículas de ervas medicinais para o tratamento da endocardite infecciosa. Biomed. Pharmacother. 2017, 87, 321-331.
27. Oh, J.K.; Siegwart, D.J.; Matyjaszewski, K. Síntese e biodegradação de nanogéis como transportadores de fármacos à base de hidratos de carbono. Biomacromolecules 2007, 8, 3326-3331.
28. Cenci, L.; Tatti, R.; Tognato, R.; Ambrosi, E.; Piotto, C.; Bossi, A.M. Síntese e caraterização de nanogéis impressos com péptidos de tamanho e afinidade controláveis. Eur. Polym. J. 2018, 109, 453-459.
29. Sultana, F.; Manirujjaman, M.; Imran-Ul-Haque, M.A.; Arafat, Y.; Sharmin, S. An overview of nanogel drug delivery system's. Appl. Pharm. Sci. 2013, 3, S95-S105.
30. Amamoto, Y.; Otsuka, H.; Takahara, A. Synthesis and characterization of polymeric nanogels. Nanotechnol. Life Sci. Online 2012.

31.Kishimura, A.; Koide, A.; Osada, K.; Yamasaki, Y.; Kataoka, K. Encapsulamento de mioglobina em vesículas de complexo de poliões peguilados feitas de um par de ionómeros de bloco de carga oposta: Um transportador de oxigénio fisiologicamente disponível. Angew. Chem. Int. Ed. 2007,46, 6085-6088.
32.Basak, S.; Khare, H.A.; Roursgaard, M.; Kempen, P.J.; Lee, J.H.; Bazban-Shotorbani, S.; Kræmer, M.; Chernyy, S.; Andresen, T.L.; Almdal, K.; et al. Reticulação e polimerização cruzada simultâneas de nanogéis de polietilenoglicol responsivos a enzimas em gotículas aquosas confinadas para redução da oxidação de lipoproteínas de baixa densidade. Biomacromolecules 2021, 22, 386-398.
33.Yallapu, M.M.; Jaggi, M.; Chauhan, S.C. Conceção e engenharia de nanogéis para o tratamento do cancro. Drug Discov. Today 2011, 16,457-463.
34.Ezhilararasan, D.; Lakshmi, T.; Raut, B. Novel Nano-Based Drug Delivery Systems Targeting Hepatic Stellate Cells in the Fibrotic Liver. J. Nanometer. 2021, 2021, 4674046.
35.Okay, O.; Lozinsky, V. Síntese e relações estrutura-propriedade de criogéis. Adv. Polym. Sci. 2014, 263, 103.
36.McAllister, K.; Sazani, P.; Adam, M.; Cho, M.J.; Rubinstein, M.; Samulski, R.J.; DeSimone, J.M. Polymeric nanogels produced via inverse microemulsion polymerization as potential gene and antisense delivery agents. J. Am. Chem. Soc. 2002, 124, 15198-15207.
37.Striegel, A.M.; Haidar Ahmad, I.A. Determinação das médias de massa molar corrigidas por heterogeneidade química e distribuição de poli (metacrilato de estireno-co-t-butilo) usando SEC/MALS/UV/DRI. Chromatographia 2018, 81, 823-827.
38.Striegel, A.M. Capítulo 10-Cromatografia de exclusão de tamanho. Em Liquid Chromatography, 2nd ed.; Fanali, S., Haddad, P.R., Poole, C.F.,Riekkola, M.-L., Eds.; Elsevier: Amesterdão, Países Baixos, 2017; pp. 245-273.
39.Mamatha, B.; Srilatha, D.; Sivanarayani, C.; Desu, P.; Rao, P.; Kumar, P. Excipientes Co-Processados: Uma visão geral. Rodriguésia 2020,6, 224-237.
40.Iwasaki, Y.; Kondo, J.-i.; Kuzuya, A.; Moriyama, R. Nanogéis de ADN duplex com ligações cruzadas que visam proteínas específicas. Tecnologia Científica. Adv. Mater. 2016, 17, 285-292.
41.Suzue, A.; Honda, H.; Kadokura, M.; Tanaka, S.; Tukada, H. Investigação de novos sistemas de arrefecimento com base em

complexos de poli(N-isopropilacrilamida) reactivos à temperatura com materiais porosos. Bull. Chem. Soc. Jpn. 2014, 87, 1186-1194.
42.Oh, N.M.; Oh, K.T.; Baik, H.J.; Lee, B.R.; Lee, A.H.; Youn, Y.S.; Lee, E.S. Um nanogel de quitosano glicol auto-organizado com 3-dietilaminopropil para direcionar o pH ácido do tumor: Avaliação in vitro. Colloids Surf. B Biointerfaces 2010, 78, 120-126.
43.Yuan, H.; Li, B.; Liang, K.; Lou, X.; Zhang, Y. Regulação da libertação de fármacos a partir de nanofibras de hidrogel CTS-g-PNIPAAm/poli(óxido de etileno) electrospun sensíveis ao pH e à temperatura. Biomed. Mater. 2014, 9, 055001.
44.Ramos, J.; Imaz, A.; Forcada, J. Nanogéis sensíveis à temperatura: Poly(N-vinylcaprolactam) versus poly(N-isopropyl acrylamide).Polym. Chem. 2011, 3, 852.
45.Davari, M.; Kazazi, S.; Akbarzadeh Pivehzhani, O. Nanomaterials: Implications on Agroecosystem. Em Nanotecnologia; Springer: Singapura, 2017; pp. 59-71.
46.Lombardo, D.; Kiselev, M.; Caccamo, M.T. Smart Nanoparticles for Drug Delivery Application: Desenvolvimento de plataformas versáteis de nanocarreadores em biotecnologia e nanomedicina. J. Nanometer. 2019, 2019, 1-26.
47.Kulkarni, M.B.; Goel, S. Dispositivos microfluídicos para a síntese de nanomateriais - uma revisão. Nano Express 2020, 1, 032004.
48.Jeevanandam, J.; Barhoum, A.; Chan, Y.S.; Dufresne, A.; Danquah, M.K. Revisão sobre nanopartículas e materiais nanoestruturados: História, fontes, toxicidade e regulamentação. Beilstein J. Nanotechnol. 2018, 9, 1050-1074.
49.Taneja, P.; Sharma, S.; Sinha, V.B.; Yadav, AK Avanço da nanociência no desenvolvimento de medicamentos conjugados para melhor prevenção de doenças. Life Sci. 2021, 268, 118859.
50.Lee, J.H.; Yeo, Y. Controlled Drug Release from Pharmaceutical Nanocarriers. Chem. Eng. Sci. 2015, 125, 75-84.
51.Upadhyay, R.K. Sistemas de administração de medicamentos, proteção do SNC e a barreira hemato-encefálica. BioMed Res. Int. 2014, 2014, 869269.
52.Jain, S.; Andheri, R.; Shrivastava, S.; Soni, S. An Overview of Nanogel -Novel Drug Delivery System. Asian J. Pharm. Res. Dev.2019, 7, 47-55.
53.Ramos, A.P.; Cruz, M.A.E.; Tovani, C.B.; Ciancaglini, P. Aplicações biomédicas da nanotecnologia. Biophys. Rev. 2017, 9, 79-89.

54. Inamdar, Y.; Rane, B.; Jain, A. Preparação e avaliação do nanogel de beta-sitosterol: um projeto de transporte para um sistema de entrega de medicamentos direcionado. Asian J. Pharm. Res. Dev. 2018, 6, 81-87.
55. Maresov, E.; Semenov, A. Morfologias de mesoglobos de polímeros anfifílicos. Macromolecules 2008, 41, 9439-9547.
56. Qureshi, M.A.; Khatoon, F. Diferentes tipos de nanogel inteligente para entrega direcionada. J. Sci. Adv. Mater. Devices 2019, 4, 201-212.
57. Oishi, M.; Nagasaki, Y. Nanogéis inteligentes sensíveis a estímulos para diagnóstico e terapia do cancro. Nanomedicina 2010, 5, 451-468.
58. Dugave, C.; Demange, L. Isomerização Cis-Trans de Moléculas Orgânicas e Biomoléculas: Implicações e Aplicações. Chem.Rev. 2003, 103, 2475-2532.
59. Ranjan, S.; Dasgupta, N.; Lichtfouse, E. Nanoscience in Food and Agriculture; Springer Nature: Londres, Reino Unido, 2017.
60. Rashidipour, M.; Ashrafi, B.; Nikbakht, M.R.; Veiskarami, S.; Taherikalani, M.; Soroush, S. Encapsulamento do óleo essencial de Satureja khuzistanica jamzad em nanopartículas de quitosano com actividades antibacterianas e anticancerígenas melhoradas. Prep. Biochem. Biotechnol. 2021, 51, 971-978.
61. Moradi, S.Z.; Momtaz, S.; Bayrami, Z.; Farzaei, M.H.; Abdollahi, M. Nanoformulações de extractos de ervas no tratamento de doenças neurodegenerativas. Front. Bioeng. Biotechnol. 2020, 8, 238.
62. Yadav, H.; Al Halabi, N.; Alsalloum, G. Nanogels as novel drug delivery systems-a review. J. Pharm. Pharm. Res. 2017, 1, 1-8.
63. Look, M.; Stern, E.; Wang, Q.A.; DiPlacido, L.D.; Kashgarian, M.; Craft, J.; Fahmy, T.M. Nanogel-based delivery of mycophenolic acid ameliorates systemic lupus erythematosus in mice. J. Clin. Investig. 2013, 123, 1741-1749.
64. Sahoo, C.K.; Nayak, P.K.; Sarangi, D.K.; Sahoo, T.K. Sistema de administração intra-vaginal de medicamentos: An Overview. Am. J. Adv. Drug Deliv.2013, 1, 43-55.
65. Chen, R.-N.; Lee, L.-W.; Chen, L.-C.; Ho, H.-O.; Lui, S.-C.; Sheu, M.-T.; Su, C.-H. Efeito cicatrizante do nanogel de sacaquitina micronizada (mSC) no epitélio da córnea. Int. J. Nanomed. 2012, 7, 4697-4706.

66. Ooi, L.S.; Li, Y.; Kam, S.L.; Wang, H.; Wong, E.Y.; Ooi, V.E. Actividades antimicrobianas do óleo de canela e do cinamaldeído da erva medicinal chinesa Cinnamomum cassia Blume. Am. J. Chin. Med. 2006, 34, 511-522.
67. Teoh, E.S. Secondary Metabolites of Plants (Metabolitos secundários das plantas). Med. Orchid. Asia 2015, 59-73.
68. Shariare, M.H.; Rahman, M.; Lubna, S.R.; Roy, R.S.; Abedin, J.; Marzan, A.L.; Altamimi, M.A.; Ahamad, S.R.; Ahmad, A.; Alanazi, F.K.; et al. Entrega de drogas lipossomais de extratos de folhas de Aphanamixis polystachya e sua atividade neurocomportamental no modelo de camundongos. Sci. Rep. 2020, 10, 6938.
69. Gilmore, J.L.; Yi, X.; Quan, L.; Kabanov, A.V. Novel nanomaterials for clinical neuroscience. J. Neuroimmune Pharmacol. 2008, 3,83-94.
70. Nishimura, T.; Yamada, A.; Umezaki, K.; Sawada, S.-i.; Mukai, S.-a.; Sasaki, Y.; Akiyoshi, K. Nanogéis polipeptídicos auto-montados com superfície enzimaticamente transformável como uma pequena plataforma de entrega de RNA interferente. Biomacromolecules 2017, 18, 3913-3923.
71. Zarekar, N.S.; Lingayat, V.J.; Pande, V.V. Nanogel as a Novel Platform for Smart Drug Delivery System. Nanosci. Nanotechnol. Res.2017, 4, 25-31.
72. Vadithya, A.; Kumar, R.M.; Murali, D.; Chatterjee, A. A review on vaginal route as a systemic drug delivery. Crit. Rev. Pharm. Sci. 2012, 1, 1-19.
73. Boridy, S.; Takahashi, H.; Akiyoshi, K.; Maysinger, D. A ligação de nanogéis de colesterilo modificados com pululano a oligómeros Aβ e a sua supressão da citotoxicidade. Biomaterials 2009, 30, 5583-5591.
74. Lee, J.; Lee, C.; Kim, T.H.; Lee, E.S.; Shin, B.S.; Chi, S.-C.; Park, E.-S.; Lee, K.C.; Youn, Y.S. Nanogéis de quitosano glicólico auto-montados contendo péptido exendin-4 acilado com palmito como sistema de inalação anti-diabético de ação prolongada. J. Control. Release Off. J. Control. Release Soc. 2012, 161, 728-734.
75. Monteiro-Junior, R.S. COVID-19: Pensando em outros transtornos mentais e neurológicos. Med. Hypotheses 2020, 143, 109894.
76. Nair, H.B.; Sung, B.; Yadav, V.R.; Kannappan, R.; Chaturvedi, M.M.; Aggarwal, B.B. Delivery of antiinflammatory nutraceuticals

by nanoparticles for the prevention and treatment of cancer. Biochem. Pharmacol. 2010, 80, 1833-1843.

77. Ramteke, C.; Chakrabarti, T.; Sarangi, B.; Pandey, R.A. Synthesis of Silver Nanoparticles from the Aqueous Extract of Leaves of Ocimum sanctum for Enhanced Antibacterial Activity. J. Chem. 2013, 2013, 278925.
78. Mora-Huertas, C.E.; Fessi, H.; Elaissari, A. Polymer-based nanocapsules for drug delivery. Int. J. Pharm. 2010, 385, 113-142.
79. Díaz Osterman, C.; Lynch, J.; Leaf, P.; Gonda, A.; Ferguson, H.; Griffiths, D.; Wall, N. Curcumin Modulates Pancreatic Adenocarcinoma Cell-Derived Exosomal Function. PLoS ONE 2015, 10, e0132845.
80. Hutchings, L.R.; Pagliarulo, A. Temperature Gradient Interaction Chromatography: Uma Perspetiva. Chromatographia 2021, 84,813-818.
81. Abdul Manap, A.S.; Vijayabalan, S.; Madhavan, P.; Chia, Y.Y.; Arya, A.; Wong, E.H.; Rizwan, F.; Bindal, U.; Koshy, S. Bacop monnieri, um chumbo neuroprotector na doença de Alzheimer: Uma revisão sobre suas propriedades, mecanismos de ação e estudos pré-clínicos e clínicos. Informações sobre o alvo do medicamento 2019, 13.
82. Krishnan, S.; Thirunavukarasu, A.; Jha, N.K.; Gahtori, R.; Roy, A.S.; Dholpuria, S.; Kesari, K.K.; Singh, S.K.; Dua, K.; Gupta, P.K.Formulações terapêuticas baseadas na nanotecnologia na luta contra os coronavírus animais: Uma atualização. J. Nanopart. Res. 2021, 23,229.
83. Othayoth, R.; Kalivarapu, S.; Botlagunta, M. nanophytomedicine and drug formulations. Int. J. Nanotechnol. Appl. 2014, 4, 1-8.
84. Sarkar, P.K. Ayurvedic Bhasma: A aplicação mais antiga da nanomedicina. J. Sci. Ind. Res. 2010, 69, 901-905.
85. Keskin, D.; Zu, G.; Forson, A.M.; Tromp, L.; Sjollema, J.; van Rijn, P. Nanogels: Uma nova abordagem em sistemas de distribuição antimicrobiana e revestimentos antimicrobianos. Bioact. Mater. 2021, 6, 3634-3657. [
86. Pal, D.; Sahu, C.K.; Haldar, A. Bhasma: A antiga nanomedicina indiana. J. Adv. Pharm. Technol. Res. 2014, 5, 4-12.
87. Choudhury, H.; Pandey, M.; Gorain, B.; Chatterjee, B.; Madheswaran, T.; Md, S.; Mak, K.K.; Tambuwala, M.; Chourasia, M.K.; Kesharwani, P. Capítulo 9-Nanoemulsions as Effective Carriers for the Treatment of Lung Cancer. Em sistemas de

administração de medicamentos direcionados baseados em nanotecnologia para câncer de pulmão; Kesharwani, P., Ed.; Academic Press: Cambridge, Reino Unido, 2019; pp. 217-247.

88. Supriya, G.; Kumari, S. Green synthesis of silver nanoparticles using Aloe vera extract and assessing their antimicrobial activity against skin infections. Int. J. Sci. Res. Biol. Sci. 2019, 6, 60-65.
89. Wani, T.; Rashid, M.; Kumar, M.; Chaudhary, S.; Kumar, P.; Mishra, N. Aspectos de direcionamento dos nanogéis: An Overview. Int. J. Pharm.Sci. Nanotechnol. 2014, 7, 2612-2630.
90. Bruno, B.J.; Miller, G.D.; Lim, C.S. Basics and recent advances in peptide and protein drug delivery. Ther. Deliv. 2013, 4, 1443-1467.
91. Shanbhag, V.K.L. Curcumin in chronic lymphocytic leukemia-A review. Asian Pac. J. Trop. Biomed. 2017, 7, 505-512.
92. Sarika, P.R.; James, N.R.; Raj, D.K. Preparação, caraterização e avaliação biológica de nanogéis de aldeídodegelatina com alginato carregados com curcumina. Mater. Sci. Eng. C Mater. Biol. Appl. 2016, 68, 251-257.
93. Setia, A.; Ahuja, P. Capítulo 8-Nanohidrogéis: Tendência emergente para a administração de medicamentos. Em Materiais Orgânicos como Nanocarreadores Inteligentes para Entrega de Medicamentos; Grumezescu, AM, Ed.; William Andrew Publishing: Norwich, NY, EUA, 2018; pp. 293-368.
94. Tiwari, S.; Singh, S.; Tripathi, P.K.; Dubey, C.K. A Review-Nanogel Drug Delivery System. J. Asiático Res. Pharm. Sci. 2015, 5, 253.
95. Missirlis, D.; Kawamura, R.; Tirelli, N.; Hubbell, J.A. Encapsulamento de doxorrubicina e libertação difusional de nanopartículas de hidrogel poliméricas estáveis. Eur. J. Pharm. Sci. Off. J. Eur. Fed. Pharm. Sci. 2006, 29, 120-129.
96. Jin, Y.; Hou, L.; Zhang, M.; Tian, Z.; Cao, A.; Xie, X. Atividade antiviral do extrato de folhas de Eupatorium adenophorum contra o vírus do mosaico do tabaco. Crop. Prot. 2014, 60, 28-33.
97. Negi, B.; Dave, B. Atividade antimicrobiana in vitro da Acacia catechu e sua análise fitoquímica. Indian J. Microbiol. 2010, 50,369-374.
98. Patel, J.J.; Acharya, S.R.; Acharya, N.S. Clerodendrum serratum (L.) Moon - Uma revisão dos usos tradicionais, fitoquímica e actividades farmacológicas. J. Ethnopharmacol. 2014, 154, 268-285.

99.Bolleddu, R.; Saumya, D.; Pattanayak, D.; Pavani, M. Conceção e otimização da formulação de um gel à base de plantas contendo extrato de casca de Albizia lebbeck. Int. J. Pharm. Pharm. Sci. 2014, 6, 111-114.

100. Peng, Y.; Ao, M.; Dong, B.; Jiang, Y.; Yu, L.; Chen, Z.; Hu, C.; Xu, R. Efeitos anti-inflamatórios da curcumina nas doenças inflamatórias: Status, Limitações e Contramedidas. Drug Des. Devel. Ther. 2021, 15, 4503-4525.

101. Kalita, S.; Kumar, G.; Loganathan, K.; Venkata, K.; Rao, B. A Review on Medicinal Properties of Lantana camara Linn. Res. J.Pharm. Technol. 2012, 5, 711-715.

102. Viswanathan, B.; Meeran, S.; Subramani, A.; Sruthi, A.J.; Ali, J.; Shabeer, T.K. Revisão histórica sobre a formulação moderna de nanogel de ervas e métodos de entrega. Int. J. Pharm. Pharm. Sci. 2018, 10, 1-10.

103. Bangham, A.D. Lipossomas: A ligação Babraham. Chem. Phys. Lipids 1993, 64, 275-285.

104. Thombre, K.; Sharma, D.; Lanjewar, A. Formulação e Avaliação de Gel Aquoso Farmacêutico de Folhas de Cordia Dichotoma em Pó com Folhas de Goiaba. Am. J. PharmTech Res. 2018, 8, 268-277.

105. Das, S.; Haldar, P.; Pramanik, G. Formulação e avaliação de um gel à base de plantas com extrato de folhas de Clerodendron infortunatum. Int. J. Pharm. Tech. Res. 2011, 1, 104-143.

106. Bharathi, V.; Badrinarayanan, V.; Gomathi, S.; Shanmugapriya, A.; Karpagam, T. Atividade antibacteriana de Tridax procumbens Linn. Int. J. Pharma Sci. Res. 2012, 3, 364-367.

107. Olsen, S.A. A review of complementary and alternative medicine (CAM) by people with multiple sclerosis. Occup. Ther. Int. 2009,16, 57-70.

108. Gupta, N.; Patel, A.R.; P, R.R. Conceção de formulações de Akkalkara (Spilanthes acmella) para actividades antimicrobianas e anti-inflamatórias tópicas. Int. J. Pharma Bio Sci. 2012, 3, 161 170.

109. Pawar, D.; Shamkuwar, P.B. Formulação e avaliação de um gel à base de plantas contendo extrato de folhas de Lantana camara. Asian J. Pharm.Clin. Res. 2013, 6, 122-124.

110. Arawwawala, M. Atividade antibacteriana de Trichosanthes cucumerina Linn. Extractos 2011, 2, 808-812.

111. Kabanov, A.; Vinogradov, S. Nanogels as Pharmaceutical Carriers: Finite Networks of Infinite Capabilities (Redes finitas de capacidades infinitas). Angew. Chem. 2009,48, 5418-5429.
112. Wu, W.; Mitra, N.; Yan, E.; Zhou, S. Multifunctional Hybrid Nanogel for Integration of Optical Glucose Sensing and Self-Regulated Insulin Release at Physiological pH [Nanogel híbrido multifuncional para integração de deteção ótica de glicose e liberação auto-regulada de insulina em pH fisiológico]. ACS Nano 2010, 4, 4831-4839.
113. Kanberg, N.; Ashton, N.J.; Andersson, L.M.; Yilmaz, A.; Lindh, M.; Nilsson, S.; Price, R.W.; Blennow, K.; Zetterberg, H.; Gisslén, M.Neurochemical evidence of astrocytic and neuronal injury commonly found in COVID-19. Neurologia 2020, 95, e1754-e1759.
114. Yu, S.; Yao, P.; Jiang, M.; Zhang, G. Nanogéis preparados por auto-montagem de proteínas globulares de carga oposta. Biopolímeros 2006,83, 148-158.
115. Asadian-Birjand, M.; Sousa-Herves, A.; Steinhilber, D.; Cuggino, J.; Calderon, M. Functional Nanogels in Biomedical Applications Curr. Med. Chem. 2012, 19, 15.

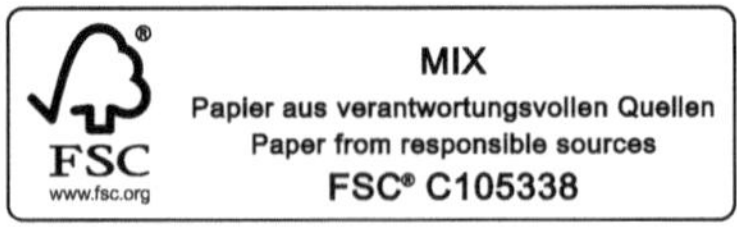

Printed by Books on Demand GmbH, Norderstedt / Germany